JN014962

認知症のお年寄りの

音楽療法・回想法・レク・体操

CD付

車イスの人も一緒にできる体操

臨床心理士 田中和代 著

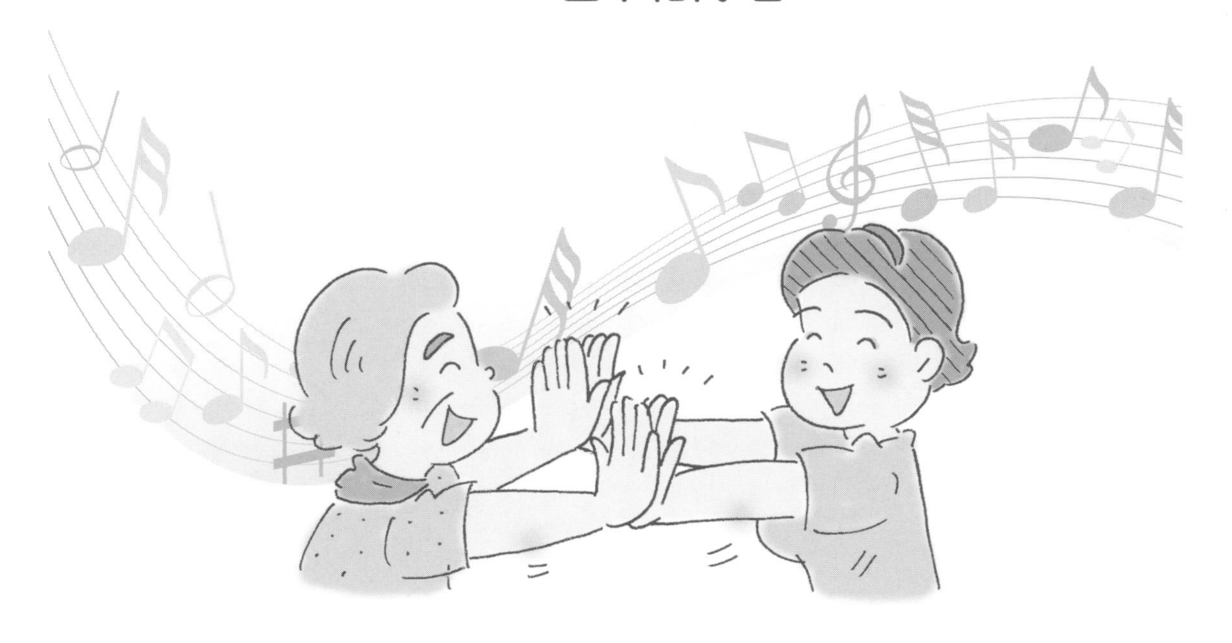

黎明書房

はじめに

2020年からコロナ（新型コロナウイルス感染症）が全世界で流行し，我が国でも多くの方が亡くなっています。高齢者施設でもクラスターが発生して，高齢者だけでなく，介護看護スタッフも感染しました。このような感染を防ぐため，高齢者施設では厳重な感染予防対策を行い，長い間家族との面会もできませんでした。施設で過ごすお年寄りにとって家族との面会は「幸せ」を感じる時間であったことでしょう。施設のお年寄りには大変悲しい期間であったと思います。

本書は2001年に『痴呆のお年寄りの音楽療法・回想法・レク・体操』として出版されました。「痴呆症」という言葉はその後，「認知症」という呼称となりました。出版されて20年以上が経過して，現在では絶版となっています。この間，何回も読者の方から「今この本はどこに売っているのか」と尋ねられました。それで，黎明書房の武馬社長に再版をお願いしておりましたところ，この度，社長から再版をしてくださるというお返事をいただき，新たな書下ろしを加えて改訂新版として刊行することになりました。

今まで，全国に高齢者のレクリエーション等で講演する機会が何回もあり，日本各地に参りました。その時，この本の附属のCD（車いすの人も一緒にできる体操）をかけて体操をすると，どこの会場でも参加者が「このCDは私の施設でも使っています」という方が大半でした。

この本が全国の多くの高齢者・障がい者施設で使われているということがわかり，誇りに思うとともに，また活用をしてくださった介護スタッフに感謝をしております。

総務省の発表では，日本の2020年の総人口が前年に比較して約29万人減少しているにもかかわらず，高齢者（65歳以上）の人口は前年に比較して約30万人増加しています。また厚生労働省の発表では，今後，日本の高齢者の総人口に占める割合は2025年には30％を超え，2055年には40％に近づくとされています。つまり，2055年には10人に1人が認知症か認知症予備軍になると推測されているのです。

それに伴い，認知症の方々への支援の必要性が高まると言えます。この本が認知症の方々が楽しく幸せな毎日を送ることに役立つことを願っています。

最後に，この本を刊行することにご尽力くださった黎明書房の武馬久仁裕社長や伊賀並洋斗さんに感謝をいたします。

2022 年 1 月

田 中 和 代

目　次

I

幸せ感と脳

この本では認知症のお年寄りに音楽療法や回想法，レク，体操などで楽しく，幸せに過ごしていただくための援助方法が述べられています。「幸せ感」はお年寄りの脳にどんな影響があるのでしょうか。最近は大脳の研究が進んでおり，頭を手術などで開けなくても脳の中のことが分かるようになりました。楽しい気持ちは，心を晴れやかにするだけでなく，肉体の一部である脳の中までも変えることがある，ということが分かってきているそうです。脳が変わり，やる気が起きたり，明るく前向きに考えるようになったり，また知的な機能が向上するということです。

このように「幸せ感」は健康な人をはじめ，認知症の人にも脳にいい影響があるようです。特に認知症の人にとって情緒が安定したり，知的機能が改善したりすることは必要なことですから，幸せな気持ちになってもらう援助は重要なことです。それらの，現在までに分かっている，心と脳の関係を図に表しました。

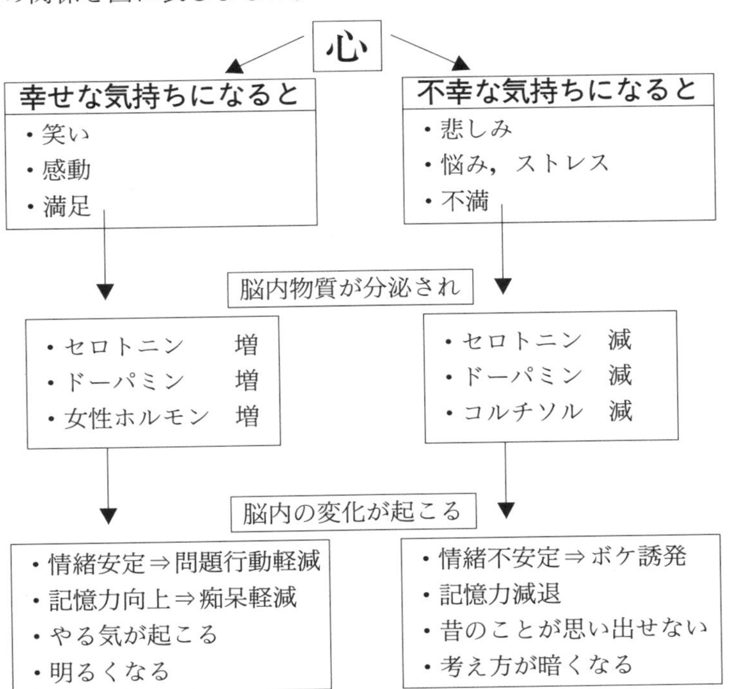

しかし，注意していただきたいのは，認知症の人の脳が改善されても，認知症が治ることは少ないということです。認知症の改善だけを目的とせず，生活の質を高めるという目的で援助を行ってください。

II

音楽療法と回想法

1　楽器の演奏ができない人でもできる音楽療法

音楽療法，英語ではミュージックセラピー（music therapy）と言います。なんとなくしゃれた響きです。

大きな老人病院などでは専任のスタッフが配置されているところも増えています。この章では，音楽療法とは何か，音楽療法の効果とは何か，楽器ができない人にも音楽療法ができるのかなどについて述べていきます。

1　音楽療法（音楽活動）とは何か

まず音楽療法とはなんでしょう。それは，音楽の影響力を，音楽本来の目的以外のために利用する療法を言います。音楽療法について書かれた本などでは目的を「身体的，精神的，情緒的な問題をもつ大人や子どもに対しての，治療，リハビリテーション，教育，訓練などのため」などとしています。

しかし，私は音楽療法の目的はこれだけではないと考えています。特に高齢者への音楽療法は，問題解決のためではなく，「音楽を用いて，その音楽を楽しみ，幸せな気持ちに浸ること」，例えば，昔の歌を歌って懐かしさに浸ったり，仲間と同じ歌を歌って満足感に浸ることだと考えています。そういう意味から言えば認知症の高齢者への音楽療法は，むしろ音楽活動と呼んだ方がいいのかもしれません。

2　音楽療法の効果

音楽療法と言うと治療効果を期待しますが，認知症の高齢者への音楽療法にはどんな効果があるのでしょうか。実は音楽療法の効果は「これをしたからこんなことが治った」というような薬のような即効性はありません。が，徐々にとは言え，なんらかの効果が上がっているように感じられます。

そこで今，大学や研究者の間ではどんな効果があったのかを，活動時の脳波や脳のブドウ糖の量を測定するなどして，“科学的”な結果を示そうとする努力がなされています。α 波が増えることなどを発表しているものもありますが，現在のところ完全に“科学的”に証明されたとは言えません。

私は今までの経験から認知症の高齢者への音楽療法には次の効果があると考えています。

● 音楽療法による効果 ●

① 最近の記憶は失われている人が，昔の音楽を聞いて，胸の奥にしまいこまれていた，その曲を聞いた頃の出来事や小さい頃の思い出が，脳裏によみがえって，それをきっかけに関連する昔のことを思い出し，懐かしむ。

② 知的機能は低下しても，残された感覚機能で歌などのリズムを感じ，体を動かして歌うことで，幸せな気持ちになる。

③ １人で何かをするのではなく，仲間と共に，同じ曲を歌い，手を叩くことで，仲間との時間を持つ楽しさを感じる。

こうしてみると，音楽療法の効果はすべて「音楽を用いて楽しく幸せな気持ちになる」ということです。

では，音楽療法で，認知機能が向上したとか，しゃべれなかった人に言葉が戻ったなどということがまったくないかと言えば，これはよくあることです。しかし，それは結果であって，何の効果も現れない人もいますし，せっかく問題行動が収まってもしばらくすると元に戻ってしまう人もいます。効果で大切なことは，結果ではなくて，その歌ったり聞いたりする時間に幸せな気持ちに浸ることができるということです。

3　音楽療法は音楽の専門家しか行えないのか

音楽療法は，現在，音楽の専門家が行っている場合と，レクリエーションの場で介護スタッフなどが行っている場合とがあります。音楽療法を行う者の資格は「音楽療法士」や「音楽療法カウンセラー」など，この他にもあります。しかし，いずれも国家資格ではなく民間の団体の認定資格です。

介護スタッフやリハビリのセラピストは音楽療法を行う時に，「専門家ではないから」とか「楽器を扱うことができないから」などと思っている方も多いことでしょう。しかし，実際，「音楽の専門家が行った方がよい」かどうかの結論はまだ出ていないというのが正直なところです。私は音楽の専門家だけでなく，介護スタッフが行うメリットも大きいと思っています。その理由は，①施設のスタッフが行う方がたびたび実施できる，②お年寄りのことがよく分かっている介護者が行うので，お年寄りの喜ぶ音楽を提供できる，ということです。

介護スタッフは音楽に関して素人でも，介護にかけてはプロです。音楽の理論が理解できていなくても，また伴奏ができなくても，音楽の素晴らしさをお年寄りの心に届けることはできるはずです。その方法を模索してください。

4　あなたも音楽療法をしてみよう！

①　まず音楽を聞いてもらう

自分の好きな曲，昔の懐かしい音楽，なぜか胸に響く音楽などいろんな曲があります。それを聞くことも音楽療法です。みんなの胸に響くような曲を選んでかけてみましょう。対象者の好みが分かっていれば，その曲をかければいいのですが，対象者が複数の場合は選曲が難しくなります。そんな時は次のような曲をかけるとよいでしょう。

●美空ひばりの曲

美空ひばりは昭和23年，11歳の時「天才少女」としてデビューしました。大人顔負けの歌いっぷりで，戦後間もない頃の人々の心をとらえました。若い人には想像もつかないでしょうが，美空ひばりの歌声が当時働き盛りだった人々（現在の80代，90代の人）の心の支えになっていたことは忘れてはいけないことでしょう。

ただ美空ひばりの曲は多くの人に愛されていますが，みんなで歌うのには難しい曲が多いようなので「聞く曲」として使うのがよいでしょう。

●童謡

「赤とんぼ」「あめふり」「七つの子」などたくさんの懐かしい曲があります。しかし注意していただきたいのは，これらの童謡のテープなどを「みんな懐かしいはずだ」と流していると，プライドの高いお年寄りは「なんだ，幼稚園じゃあるまいし」と自分を子ども扱いしていると受け取る人も多いということです。

そんな場合，例えば「外は秋ですね。あれ，赤とんぼが飛んでますよ。じゃあ『赤とんぼ』の曲をかけてみますね」というようにすると，子ども扱いされたと怒ることも少なくなるでしょう。

●愛唱歌など

「花」「故郷」「早春賦」「この道」「旅愁」「荒城の月」「思い出」など学生時代に親しんだ歌は，品のよい清らかなメロディーのものが多く，ほとんどのお年寄りが抵抗感を持たないものです。

昔を懐かしみ，自然と口ずさんだり，懐かしさに涙を流すお年寄りもいます。

②　次は歌ってもらう

音楽療法の基本はやはり「歌うこと」でしょう。みんなの知っている歌を，一緒に歌うことです。歌う曲目は，みんなの好きな歌を歌えばよいのです。

〈伴奏はあなたの声でOK〉

前に述べたように，聞くだけでも歌うだけでも立派な音楽療法です。音楽療法をしていて楽しむことができればよいのですから，ピアノやエレクトーンが弾けなくても大丈夫です。録音を用いてもかなりのことができます。しかし，お年寄りが歌うのでしたら，テープではお年寄りの声の高さに合わないかもしれませんね。お年寄りの声はだいぶ低くなっていますし，ペースも普通よりもゆっくりめに歌う必要があります。

そんな場合，一番手軽でよい伴奏はあなたの声です。マイクを使わない生の声がお年寄りの心に響きます。そしてマイクを使わなくてもよいような人数であることが大切なことです。もしあなたが不幸にして音痴でも大丈夫，あなたより上手なお年寄りが教えてくれるかもしれませんし，多少の音痴は愛嬌だと笑ってごまかせばよいのです。しかしせめて歌詞は間違わないように，よく準備をしておきましょう。

〈歌詞カードは必要か〉

私は認知症の方への音楽活動には原則として歌詞カードは用いません。たとえ，歌詞カードを貼っても，認知症の人には歌詞カードを見ながら歌うことは難しいからです。だからみんながよく知っている歌の1番だけを2回歌うようにしています。こうすれば歌詞カードはなくても音楽活動ができます。

むしろ，歌詞カードを貼る意味は，歌の指導者として先読み（前もって次に歌う歌詞を読み上げること）をする時，間違えないようにという意味の方が大きいのです。また，歌集などを作る意味は，やはり「それを見て歌う」ためではなく，次に何を歌うのか選ぶ時の必要性が大きいようです。

③　自由に手を叩いてみると自然にリズムが打てる

歌うことにだんだん慣れてきたら手拍子を入れてみましょう。どこで手拍子を入れるかは指定しなくてよいのですが，スタッフが「さあ，手を叩いて歌いましょう」と言いながら，1拍目に手を叩きながら歌い出せば自然にリズムが取れます。2拍子や4拍子の，リズムが単純なものを選びましょう。手を打つところがはっきりと分かるからです。

歌う速さはゆっくりと，手拍子が楽にできるような速さを規準にすればよいのですが，いちおう1分間に80拍くらいから始めて，後は参加者の状態に応じて調節してみましょう。手拍子をマラカス，鈴，カスタネット，タンバリンなどのリズム楽器に変えても楽しくなります。

※リズムを打つところ（□で囲んだところで打つ）

アルプス一万尺（２拍子の曲）作者不明

アルプス一万尺　小やりのうーえで　アルペンおどりを　おどりましょ
ラララ～～～～～～～～～～～～～～～～～～～～～～～～～

大きな栗の木の下で（４拍子の曲）１番歌詞は作者不明

おおきなくりの木の下で　あなたと私
たのしく歌いましょう　おおきなくりの木の下で

春の小川（４拍子）　作詞　高野辰之

はーるのおがわは　さらさらいくよ　きーしのスミレやレンゲのはなに
すーがたやさしく　いろうつくしく　咲ーけよ咲けよと　ささやきながら

ルポ　口伴奏で音楽療法の特養ホーム

福井県敦賀市の特養ホーム（指定介護老人福祉施設）「常磐荘」（定員57人，田邊昌平理事長・当時苑長）では，独自の音楽療法を実施。苑長と一緒にカラオケと称して歌うのも，コーラスグループで歌うのも，伴奏はピアノなどの楽器ではなく，人の肉声を用いている口伴奏なのです。

●苑長が行う言語療法

苑長の田邊昌平さんは，３年前より脳卒中などで言語障害のある入所者と一緒に，毎日歌っています。伴奏は田邊苑長の声，若い頃より「謡」で鍛えた喉を利用（？）しています。毎日２回，午前と午後に，５人のお年寄りめいめいと，民謡や演歌の３番までを２回ずつ歌っています。

言語障害が治ったＫさん

その中の１人，Ｋさん（67 歳の男性）は，毎日の午前と午後に事務室にいる田邊苑長に，「やろかー！」とカラオケを誘いに来ます。取材当日は「中之島ブルース」をしっかり声に出して歌っていたＫさんですが，２年前に入所した時は，脳血管障害が原因の言語障害がありました。歌が特別好きというわけではなかったので，他の人たちが田邊苑長と歌うのを横目で見ていたのですが，次第に苑長の口伴奏カラオケに参加するようになっていったのです。

今では，「苑長と歌わないと眠れない」というくらい楽しみにしており，言葉も以前障害があったことなどわからないくらい回復しています。歌い方も最初は発声練習のように歌っていたのが，今ではこぶしをきかせたり，歌詞の内容にそって感情をこめて歌えるようになってきているなど，言語能力だけでなく知的機能も向上してきています。

歌が生きがいになったＮさん

Ｎさん（95 歳の女性）は，5 年前の入所当時，1 日に何回も息子や娘に電話を掛け続け，たいへん迷惑がられていました。認知症のため，電話をしたことをすぐに忘れて何回も掛け続けていたからです。テレホンカードもすぐになくなり，不経済でも，施設として電話を禁止するわけにもいかず困っていました。そこで，他に楽しみを持ってもらおうと，田邊苑長がＮさんを誘って口伴奏カラオケを始めたのです。

始めて２年目ぐらいから，頻繁に電話をかける行動がおさまってきました。最初は童謡から始め，現在は演歌に夢中で，毎日，田邊苑長と「お座敷小唄」「お暇なら来てよね」などを歌詞カードを見ながら歌っています。

またＮさんは苑長とのカラオケの他，毎日午後２時には施設の食堂で市販のカラオケ伴奏で歌い，毎週１回行われる施設のコーラスの練習にも参加しており，田邊苑長が「歌いすぎて喉が痛まないか」と心配するほどです。

田邊苑長が口伴奏カラオケを始めたのは，施設に言語障害の人がいたからです。「言語障害には，音楽療法士や言語聴覚士のセラピーがよい」ということは分かっていても，病院に入院中はまだしも，退院後は個人の努力に頼るしかないというのが現実です。若い頃ひどい吃音（きつおん＝いわゆるどもりのこと）で喋る練習を体験していた田邊苑長は，訓練の単調さや，効果の遅さを知っていました。上手く話せないのは，「言わなくては」という思いであせってしまい，息継ぎができないせいではないかと考えました。

なぜ口伴奏を行うのかについて，田邊苑長は「市販のカラオケ伴奏では，言語障害の方はついて行けない。ついて行こうとあせり，よけいに歌えなくなる。その点，私が一緒に歌う（口伴奏する）と，ペースはその人に合わせられる。最初は時々声が出せる程度でも，本人は歌に陶酔している気持ちになり，楽しさを感じて長続きするのです」と，その利点を語ります。

●仲間とのコーラスも楽しい

また，常磐荘ではコーラスも行っています。寮母長の田中君子さんは，このホームに就職して間もない 15 年前に，コーラスグループを始めました。伴奏はやはり口伴奏，田中さんの声です。毎週土曜日か日曜日の週1回，玄関の廊下に出て歌っています。現在コーラスメンバーの最高齢者は103歳，毎回12人～15人ぐらいの人数で歌っています。

参加者は全員認知症のあるお年寄りで，歌詞カードが必要ですが，どんな認知症の人でもそれを見ながら3番まで歌っています。5曲～6曲をまとめた歌詞カードはカラーの紙でできています。それは，「次は○○という曲ね」と曲名を言っても分からないお年寄りに，「次は黄色の紙ね」と，次々にめくって歌うのです。年に数回苑内のステージで歌い，曲目は主に童謡で，レパートリーは数えてみたら50曲以上もありました。

●歌は心と心をつなぐ

最近建てられた広くてモダンな老人ホームとは違い，常磐荘は昭和52年に建設，その後数回の改修を重ねてはいますが，古い建物です。建物は古くても，こんなに入所者が苑長のところに頻繁に訪ねてくる特養ホームを，私は他に知りません。苑長とのカラオケを日課として楽しんでいるのは，歌が好きな他に，おしゃれでハンサムな苑長と一緒に歌ってもらえるという魅力も手伝っているのでしょうか。

しかしそれができるのは，このホームが特養ホーム以外に在宅サービスなど他に事業をしていないこと，ふだんから苑長が入所者とよく関わっていることなどがあげられます。そして，コーラスも苑長とのカラオケも，玄関を入った廊下のロビーで行われており，特別な場所はなくても，音楽療法も気持ちがあればできるということを証明してくれています。

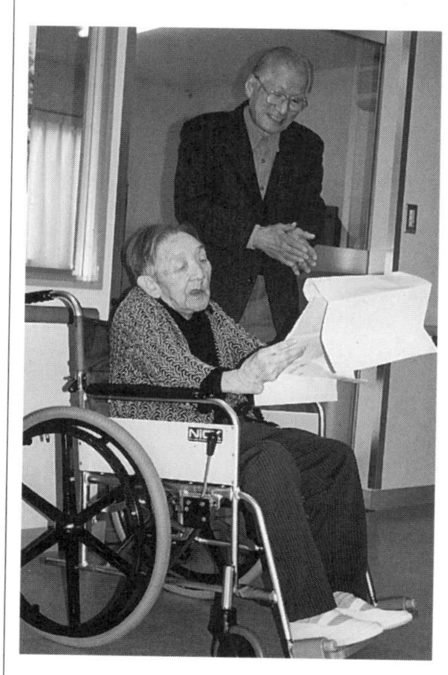

田邊苑長（右側）の口伴奏と手拍子で歌う95歳のNさん

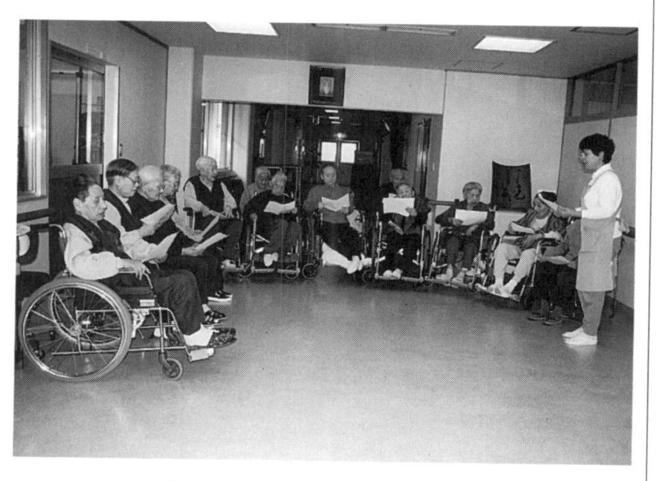

玄関を入った廊下のロビーでコーラスを指導する田中寮母長

2　回想法（または回想療法）を用いて

回想法はもとはアメリカの精神科で行われた心理療法です。ここでは，その技法を利用して，認知症のお年寄りが懐かしさから幸せな気持ちに浸れるような活動としての回想法を紹介します。

1　回想法とは何か

回想法とは，英語では（reminiscence work）と言い，昔の記憶を，会話などを用いて脳によみがえらせる活動です。認知症の人の記憶は現在に近いものからだんだん失われ，次第に遠い記憶が失われていくと言われています。

認知症の人が数分前のことも忘れているのに，古いことは意外にも覚えていることに驚かれた経験のある方もおいででしょう。

特に施設では忙しいこともあり，認知症の人の過去を聞いたり，自慢話を聞く機会は多くありません。

しかし，認知症の人も，自分に向き合って話を聞いてくれる人を待っています。そんなお年寄りの気持ちをくみ取って話を聞くのが回想法です。

2　回想法の効果

①　まだ現役の頃の自分や周りのことを思い出し懐かしさに浸り，幸福感を感じる。

②　仲間やスタッフに自分の話を真剣に聞いてもらう機会を持つことにより，満足感を得る。

③　集団で行う時は，仲間と楽しい時間を共有することで，連帯感や孤独ではないことを感じる。

以上，音楽療法と同様に，回想法の効果もすべて「楽しく幸せな気持ちになる」ということです。

3　回想法をしてみよう

①　話のいとぐち

〈話だけできっかけをつくる〉

認知症があまり進んでいない人は，話だけでも十分回想ができます。例えば，「本日は卒業式についてお話を聞きたいと思います」と全体のテーマを告げて，それについて話をします。

軽度認知症の人からは，「卒業式にはこんな服装をして行った」などという返答が返ってくるでしょう。しかし，それだけでは答えられないような重度の人の場合は，「○○さんのお母様は優しい方でしたか」とか，「育った家は田んぼの多い場所ですか」などと，イエス，ノーと単純に答えられるような質問をすると，重度認知症の人でも答えることができるのです。

〈小道具を用いると分かりやすい〉

小道具を使うと，心の底に眠っているものをよりたやすく思い出すことができるでしょう。それには，家族の写真を使ったり，昔の風俗の写真，古い民具や家具などを用いたりします。今のことは分からなくても，昔の写真や物は分かることがあるのです。

例えば，洗濯板やタライを見せることで，昔の洗濯のことを思い出すかもしれません。防空頭巾や昔の花嫁の写真（昔のお嫁さんは黒い地にすそ模様の着物を着ていた）を見せたりするのもよいでしょう。

また，今の物を見せることで，昔のことを思い出すこともできます。ジャガイモやサツマイモなどから，戦時中によく食べた話が出てきたりします。草や，木の葉の匂いを嗅ぐことにより，昔遊んだ野原を思い出すかもしれません。ぼたもちを食べることで，幼い頃家で「ぼたもち」を作っていた母親を思い出すこともあるかもしれません。小道具を見せながらあなたが問いかけていきましょう。

② 回想法の参加者

認知症の人でもすべてのことを忘れているわけではないので，もちろん回想法の活動に参加することができます。しかし参加者のすべてが無口な重度認知症の人ばかりだと，話が断片的になったりして，場がしらけることがあります。

回想法をうまく進めるコツは，参加者の中に，認知症ではない人で話が得意な人に交じってもらうことです。認知症の人は，たとえ話ができなくても，場の雰囲気を楽しむことができ，また，ほんの一部分でも参加できることもあります。

また1対1の回想法は，集団だとその人の話が引き出せないような場合に行います。そうすると，おしゃべりな人にじゃまされず，落ち着いて話してもらえるからです。そんな場合は，他の人が入ってこない空間で行うとよいでしょう。

回想法はプライドが高くゲームなどを「幼稚っぽい」と嫌がるお年寄りが楽しいひとときを過ごす援助方法としても最適なものでしょう。

③ 回想法のテーマ

テーマはなんでもよいのですが，季節ごとに行事がありますので，それに沿って行うと，季節感も感じられていいでしょう。次頁に私の実践している季節ごとのテーマを表にしてみました。これをヒントに，お年寄りと話を楽しんでみましょう。

●テーマ

1月	お正月，もち，七草，しもやけ，あかぎれ
2月	みそ作り，雪，豆まき
3月	お汁粉，卒業式，ひな祭り
4月	桜，入学式，一年生，制服
5月	夏野菜，菖蒲湯（しょうぶゆ），田植え，鯉のぼり
6月	梅ぼし，雨，アジサイ，ジャガイモ，夏服への更衣
7月	七夕，海水浴，蚊帳（かや），スイカ
8月	お盆，夏休みの友，ラジオ体操
9月	お彼岸（墓），ぼたもち，彼岸花，サツマイモ，台風
10月	祭り，稲刈り，運動会，冬服への更衣
11月	焚き火，焼きいも，霜，紅葉
12月	大掃除，クリスマス，大晦日（おおみそか），お節料理

3　音楽療法と回想法を併せて行う

音楽療法と回想法を同時に行うことは一般によく行われていることです。その方が一方だけより一層楽しく，自然に回想を行うことができるでしょう。しかし，対象者の人数が10人より多くなると，スタッフが話をしても対象者の心に響かせることが難しくなるでしょう。やはり一度に行う活動の対象人数は少ないにこしたことはありません。

1　音楽療法と回想法を行うための資料

以下に紹介する本などから，昔の社会のできごとや，歌を知ることができます。現在介護などにあたるスタッフは，40代50代の人ばかりでなく，10代20代の若い人も多くなっているので，回想法や音楽療法をしようにもできないというのが現実でしょう。そんな場合は，これらの資料を用いて，歌の練習をしたり，昔のできごとを知ってください。

例えば，『昭和探し脳トレ２』（篠原菊紀監修，扶桑社ムック，2021年）には，昭和30年頃のこととして「新聞や牛乳は自転車や徒歩で配られていた」こと，「都市部では歌声喫茶がブーム」になったこと，「石原裕次郎が大スター」だったこと，「バスにはバスガールが乗車していて切符を切っていたことや，バスガールが女性のあこがれの職業だった」こと，「デパートの屋上には遊園設備があり，デパートの食堂でご飯を食べ家族で楽しんだ」こと，「空き地に紙芝居のおじさんが来て，紙芝居を見せていた。それを見るためには，駄菓子を買わねばならなかった」ことなどが書かれているので，参考にすることができます。

以下に，昔の歌が載っている本を紹介します。

本の名前	出版日	本体価格	著者
CD付 すぐに使える！ 高齢者のための音楽レクリエーション 音楽療法のプロが教える（コツがわかる本！）	2018/9/15	1650円	藤井洋平（監修），加藤俊徳（監修），メイツ出版
CD付き 高齢者のための元気が出る！ 音楽レクリエーション	2014/9/19	1800円	オフィスリブスタイル（監修），ナツメ社
懐かしい歌・思い出の歌	2004/7/15	1100円	日本レクリエーション協会（監修），全国福祉レクリエーションネットワーク（編），成美堂出版
高齢者が元気になる CD付 やさしい音楽レクリエーション	2015/10/7	1900円	渋谷久美子（著），日本文芸社
思い出の童謡・唱歌200	2001/8/1	850円	成美堂出版編集部（編），成美堂出版
懐メロで歌って踊ろう わくわく12カ月 車イス対応（施設レクリエ－ションBook）	2006/3/24	1500円	春日くに子（著），荷上香（踊り監修），あおぞら音楽社
すぐ使える！ 唱歌・懐メロで音楽レク・リズム体操	2020/8/3	1600円	井上明美（著），自由現代社

（価格は2022年1月現在）

4　音楽療法と回想法の実践例

1　音楽療法の実践例　テーマ「2月の歌」

参加者は7人，外が見える食堂のテーブルを囲んで

スタッフ　「今日はもう2月10日。春とはいえ寒いですね。あら，雪が降ってきましたね。外は，昨日からの雪が積もって，歩きにくくなっていますよ。○○さん，小さい頃は，雪遊びしたでしょ。そりもしましたか。雪が降ると，町は本当に真っ白くきれいになりますね。では雪の季節ですから，『雪』の歌を歌いましょう。1番を2回です。」

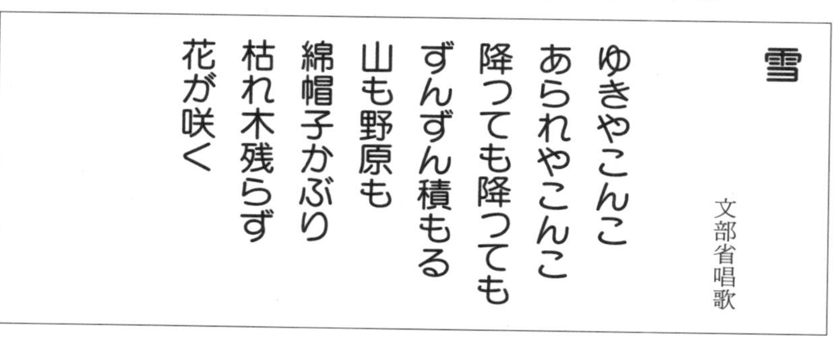

雪
文部省唱歌
ゆきやこんこ
あられやこんこ
降っても降っても
ずんずん積もる
山も野原も
綿帽子かぶり
枯れ木残らず
花が咲く

スタッフ　「子どもや犬は雪の中で元気に遊びますね。雪やあられがこんこんと降る様子を楽器で音を出しながら，歌いましょうね。」

マラカス，小太鼓(なかったらバケツの裏をバチで叩く)，鈴などを用いて自由に叩く。2拍子の曲なので，スタッフが1拍目を叩きながら歌う。

スタッフ　「あられが音を立てて降っている様子が目に浮かんできますね。雪もいいですが，雪の季節が長く続くと，本当の春がくるのが楽しみですね。そんな歌がありましたね。『春よ来い』ですね。歌いましょう。」

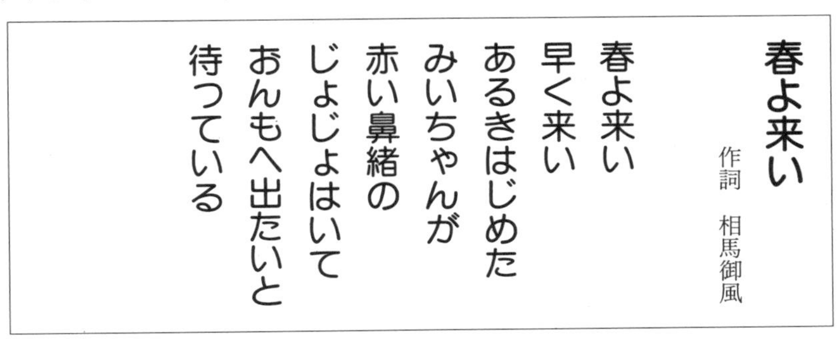
春よ来い
作詞　相馬御風
春よ来い
早く来い
あるきはじめた
みいちゃんが
赤い鼻緒の
じょじょはいて
おんもへ出たいと
待っている

スタッフ　「みいちゃんという女の子が，春を待っている歌ですね。みいちゃんてどんな女の子でしょうか。歩き始めたばかりの小さくてかわいい子でしょうね。」

♣雪だけでなく，雨が降ってきたら「雨」「あめふり」など，臨機応変に周りを観察し，それにふさわしい曲を探して歌うと，お年寄りも季節を感じやすいでしょう。

2　音楽療法の実践例　テーマ「5月の歌」

参加者は8名，食堂のイスに腰かけて

スタッフ　「さわやかな5月です。5月は新茶の季節，新茶は本当にさわやかな香りですね。『茶摘み』の1番を2回歌いましょう。」

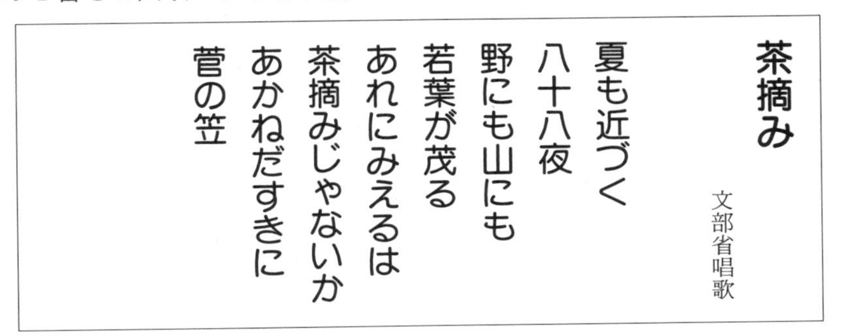
茶摘み
文部省唱歌
夏も近づく
八十八夜
野にも山にも
若葉が茂る
あれにみえるは
茶摘みじゃないか
あかねだすきに
菅の笠

スタッフ　「お茶の名所の山は緑のお茶の木でいっぱいですね。その中で，赤いたすきがけのおねえさんたちがお茶を摘んでいる姿が目に浮かんできますね。では，隣の人と組みになって，手遊びをしてみましょう。」

「茶摘み」を歌にあわせて手遊び。

①「せっせっせーの」

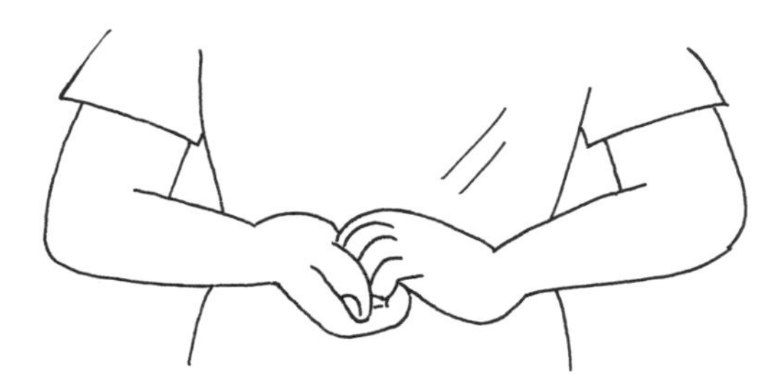

②「よいよいよい」

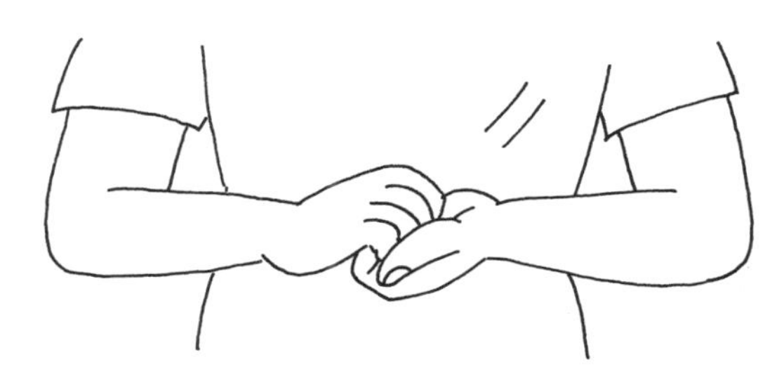

２人で向かい合って，それぞれ①と②の動きをする

③手を１回打つ（歌は１拍休む）

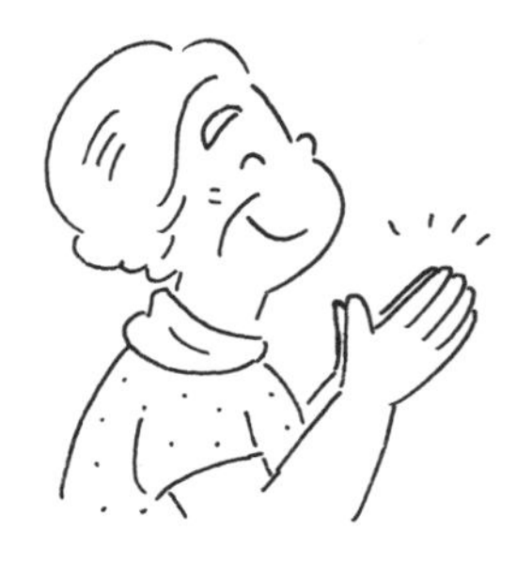

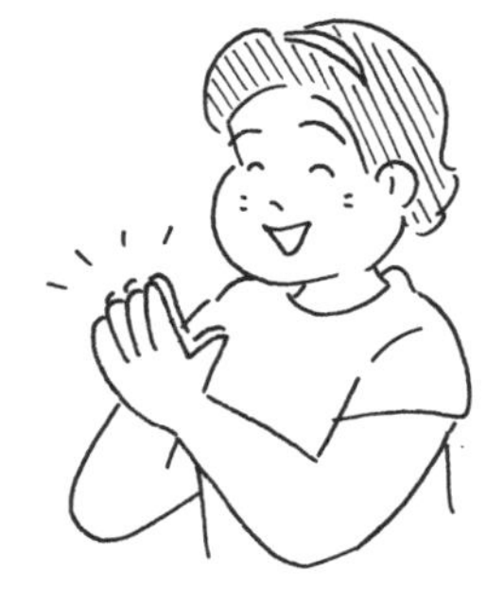

④「な」右手を出して，相手の右手と打ち合わせる

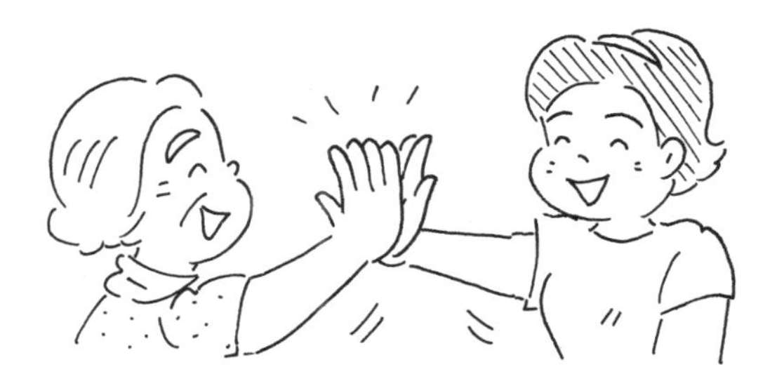

⑤「つ」手を１回打つ

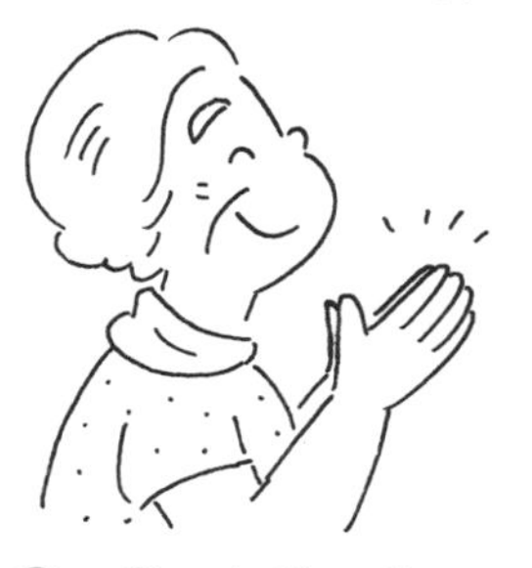

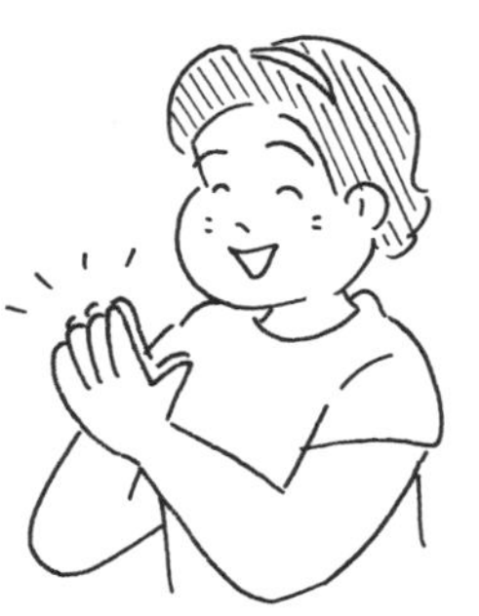

⑥「も」互いに左手を出して打ち合わせる

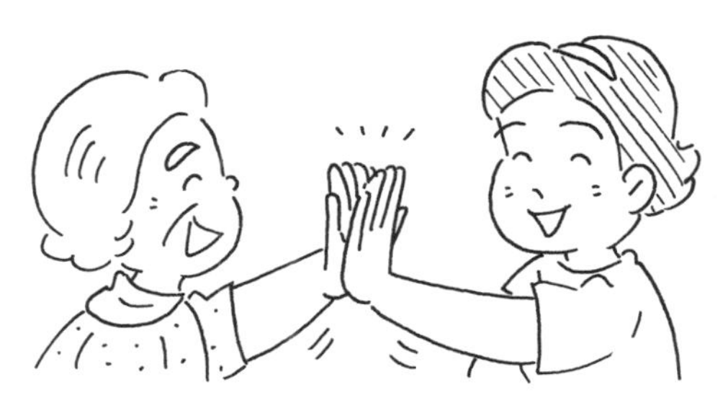

⑦　③から⑥の動きを繰り返す（八十八夜まで）

⑧「とんとん」と言いながら両手を合わせる

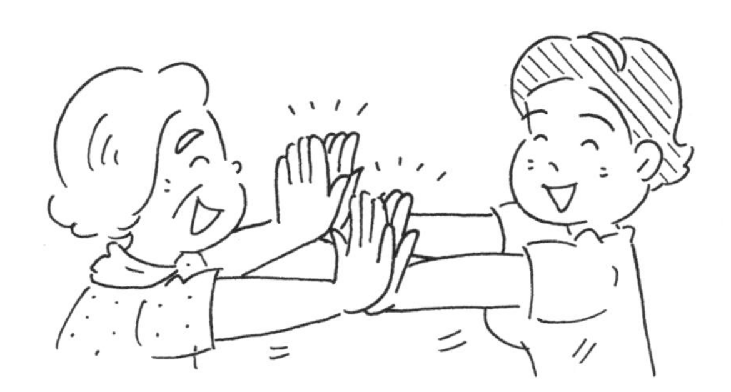

⑨　③から⑧の動きを歌の最後まで繰り返す

スタッフ「5月にはまだ別の歌がありますね。そうです『鯉のぼり』ですね。歌ってみましょう。1番を2回です。」

> **鯉のぼり**
> 作詞　近藤宮子
>
> 屋根より高い
> 鯉のぼり
> 大きな真鯉は
> お父さん
> 小さな緋鯉は
> 子どもたち
> 面白そうに
> 泳いでる

スタッフ「農村に行くと，高い柱に鯉のぼりが，何匹も何匹も泳いでいる姿を思い出しますね。1番上が吹流し，2番目が黒いお父さんの鯉，下の赤い鯉は子どもたちですね。」

> ♣「茶摘み」の歌も手遊びも，多くの人が知っている曲です。仲間と手を触れ合うことは，たいへん心地よいことなので，活動の中に頻繁にとり入れるとよいと思います。

3　回想法の実践例　テーマ「正月の支度」

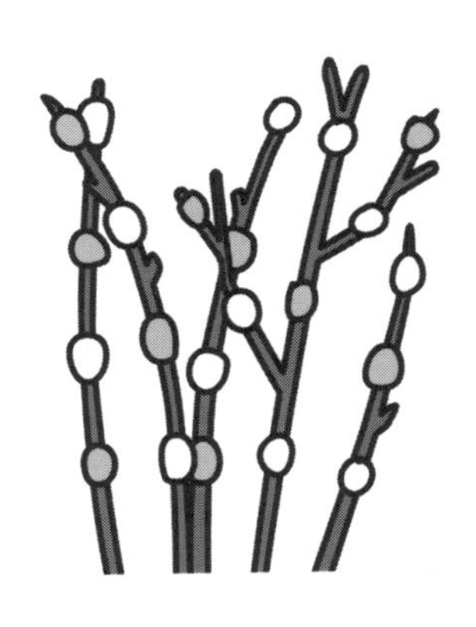

スタッフ「これ何か知っていますか？」（紙粘土で作った餅花を見せる）
お年寄り「かわいいね」
お年寄り「餅花だね」
スタッフ「餅花は何につかうんですか？」
お年寄り「餅花はさ，正月の支度で作るのさ」
スタッフ「お正月の支度？　作ってどうするの？」
お年寄り「私のばあちゃんが作って，じいちゃんが神棚に供えてたよ。餅をつく日に，じいちゃんが庭から枝をとってきて，ばあちゃんが白い餅と食紅で桃色に染めた餅を枝に巻き付けてたよ。餅花を飾ると，いっぺんに正月がきたように楽しくなったね」
スタッフ「お正月の支度に作ったのね。他にどんなことするの？」
お年寄り「餅をつくと，四角い餅の他に大きな鏡餅を作ってたね」
スタッフ「鏡餅はどんな風に作るの？」
お年寄り「お盆の上にウラジロの葉っぱを乗せて，その上に大きな餅と少し小さな餅を重ねてね。その上にダイダイを乗っけてたよ」

お年寄り「餅つきの日は，柔らかい餅に甘いきな粉をかけて，子どもにも食べさせてもらえるよ」
お年寄り「餅はおいしいね」
スタッフ「ここ（施設）でも餅つきしますからね」

♣（餅花）昭和50年代頃までは，日本の各地で，餅花を作っていました。現在は，花屋などで販売もしていますね。豊作を願って行われた行事だったそうです。お餅をつかなくても，百円ショップの紙粘土を木の枝に巻き付けてもできます。桃色のは，赤い絵の具を少し混ぜればでき，華やかになります。
（鏡餅）大きな餅を二段重ねにして神棚に飾りました。現在，施設などでは玄関やホールなどの目立つ場所に飾っています。本当の餅だと食べにくいし，カビが生えるので，最近はプラスチックの容器に入った物が売られています。

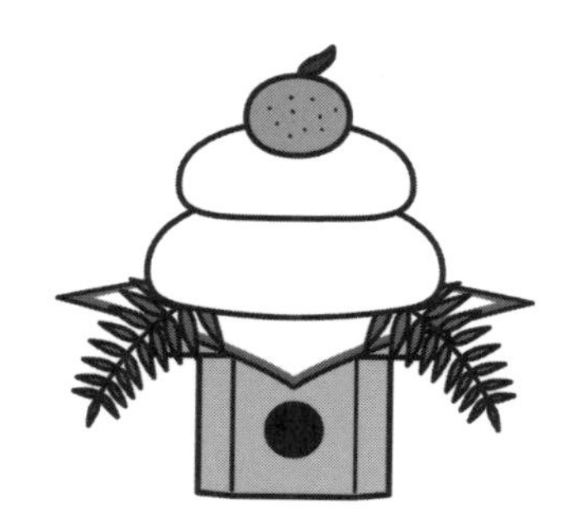

4　回想法の実践例　テーマ「バナナ」

スタッフ　「バナナ好きですか？」（バナナを見せる）
お年寄り　「バナナ好きだよ」
スタッフ　「子どもの頃から大好きだったの？」
お年寄り　「子どもの頃はバナナなんかなかったね」
スタッフ　「昔はバナナは高級だったの？」
お年寄り　「バナナやブドウは高級だね」
お年寄り　「子どもが遠足の時に買ってやったよ」
お年寄り　「甘くておいしかったね。台湾バナナはおいしいね」
お年寄り　「小学校の友達の家に行くと，お手伝いさんがいて，オヤツにバナナを出してくれた。皿に乗っててフォークとナイフで食べたよ。どうして食べたらいいか，わからなかったよ」

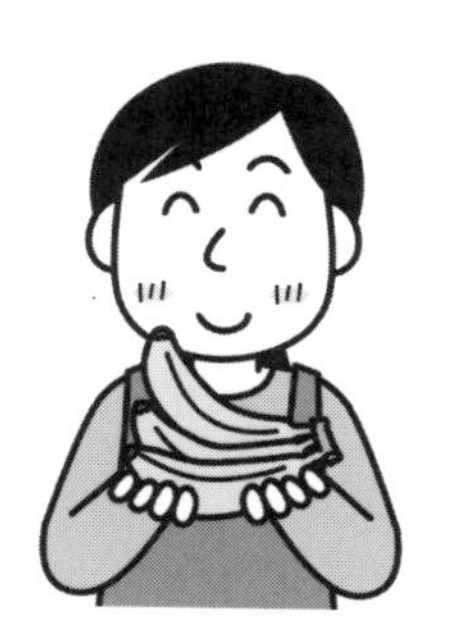

スタッフ　「へえー，お金持ちの家に行って，ナイフとフォークでバナナを食べたんですね。すごいですね」
お年寄り　「バナナはおいしいね」
スタッフ　「今日のオヤツはバナナですよ」

♣昭和 30 年代頃は，バナナは甘味の強い台湾バナナが主流でした。栄養価が高い理想的な食品とされ，当時珍しかった応接間のテーブルに置かれた「お金持ちの象徴」の果物でした。一般庶民の食べる果物は，ミカンや柿やイチジクや枇杷など，安価なものか，家の庭で採れるものが主でした。現在 80 歳くらいの女性に聞くと「子育ての頃，せめて子どもに毎日 1 本食べさせたい」のがバナナだったということです。

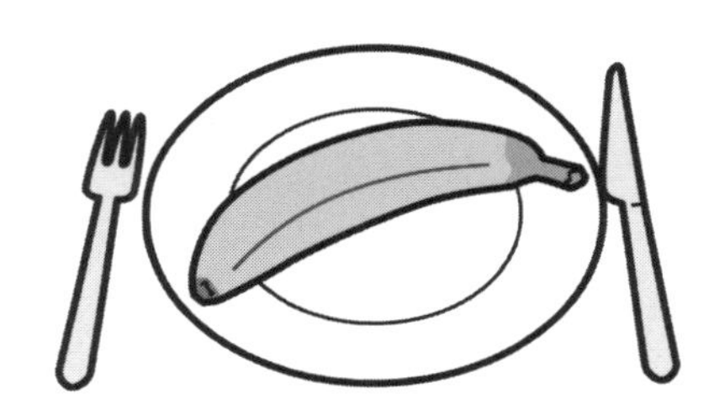

5　回想法の実践例　テーマ「野菜作り」

参加者は認知症の人も交じって 6 人，場所は外が見えるベランダに近い室内
スタッフ　「今日はみなさんに見てもらおうと思って。」
ベランダに置いてあるプランターに植えた夏野菜の苗を見せて，
お年寄り　「おお，ナスに，えーとトマト。」
スタッフ　「あら○○さん，ナスとトマトと知っているの？　育てたことあるの。」
お年寄り　「毎年，家ではトマトもナスもいっぱい作っとる。」
スタッフ　「○○さんちは農家だったね。」
お年寄り　「田んぼも畑もある。」
スタッフ　「どんな野菜を作っていたの，キュウリは？」
お年寄り　「うん，作った。それから……。」
スタッフ　「エンドウと大豆は作った？」
お年寄り　「みんな作ったぞ。」

スタッフ　「すごいね，じゃあ△△さんは野菜作ったことある？」
お年寄り　「ありますよ。」
お年寄り　「このトマトは添え木をしないと今に倒れてくるよ。」
スタッフ　「添え木ですか，そうですね，ではちょうどここにこんな棒がありますから，添え木をしてあげましょうか。」
お年寄り　「そうだ。」
と言いながら，２人～３人がプランター近くに寄ってくる。
スタッフは野菜に添え木をするが，手を添えて手伝ってくれるお年寄りもいる。
お年寄り　「添え木をせにゃあ，大きくなれん。」
トマトとナスの添え木をし終えて，次は遠くにあった別のプランターを話題にする。
スタッフ　「このカボチャがこんなにつるが伸びて，きれいな花が咲いたのよ。」
お年寄り　「黄色い花。」
スタッフ　「こんなにきれいな花が咲くのね。」
お年寄り　「花は朝行って，結婚させてやらないと。」
スタッフ　「朝，カボチャが結婚？」
お年寄り　「カボチャは黄色い花１つとって，他の花につけてやる。」
スタッフ　「ああ，分かった，花粉をつけて受粉させるのね，分かったわ。」

♣ベランダでの実践ですが，もし可能でしたら，車イスなどを押して畑で話をしてみましょう。さわやかな初夏の畑でなら，もっとイメージがわくでしょう。

6　音楽療法＋回想法の実践例　テーマ「ふるさと」

参加者はデイサービスに来ているお年寄り。認知症の人も交じって 10 人，そう広くない食堂で
スタッフ　「今日は『ふるさと』の歌を歌いたいと思います。」
「ふるさと」の歌詞カードをホワイトボードに貼る。

ふるさと
作詞　高野辰之

兎追いし　かの山
小鮒釣りし　かの川
夢はいまもめぐりて
忘れがたきふるさと

いかにいます　父母
つつがなしや友がき
雨に風につけても
思い出ずるふるさと

こころざしをはたして
いつの日にか帰らん
山は青きふるさと
水は清きふるさと

1回全員で歌う。

歌詞カードを指しながら，歌詞について関連のある思い出を語り合う。

スタッフ「いい歌詞ですね。」
お年寄り「ああ，いいね。」
スタッフ「みなさんの育った頃は，身近にウサギがいましたか？」
お年寄り「ウサギいたよ。」
スタッフ「ええ，どこにいたんですか？」
お年寄り「田んぼや河原にいたから，追いかけたよ。」
スタッフ「へえー，そんなにいたの。」
お年寄り「戦争中も追いかけてたね。」
スタッフ「ええ，戦争中と言ったら，みなさんは大人でしょ。大人が追いかけたの。」
お年寄り「ああ，兵隊さんの帽子の毛にするといって，みんなで鉄砲持って。」
スタッフ「航空隊の防寒帽子のための毛皮にしたんですね。」
お年寄り「ネズミみてえなでっかいもんも毛皮とるのに飼った。」
スタッフ「ああ，それはヌートリアという動物ですね。南アメリカから輸入したという巨大なネズミみたいなものですね。」
お年寄り「そう，それそれ，ヌートリア。」
スタッフ「○○さんは，都会育ちだから，お小さい頃はウサギなんて見たことないでしょ。」
お年寄り「いいえ，見ましたよ。」
スタッフ「ウサギがどこにいたんですか？」
お年寄り「それは動物園ですよ。」
スタッフ「動物園ですか。では，次の『小鮒釣りし』というのがあるけど，鮒を釣りました？」
お年寄り「学校から帰るとまいんち釣った。」
スタッフ「釣って食べたんですか？」
お年寄り「いいや，釣っただけ。」
スタッフ「女性の方は釣りはしなかったんですか？」
お年寄り「釣りはしません。あれは男の子のするものでしたから。」
お年寄り「川に入って，手ぬぐいで魚を追いかけた。」
スタッフ「すごい，○○さんはお転婆（てんば）さんだったんでしょ。」
お年寄り「エヘッ。」
スタッフ「そんな昔のことを思い出すことありますか？」
お年寄り「ないね。」
スタッフ「2番の歌詞ですが，『いかにいます父母』とありますが，この中で父母が生きておられる方は？　ああ，だれもおられない。では次の『友がき』ですね。これは友達のことですね。垣根のようにがっちりと組み合って仲がよいという意味で友垣と言うそうです。お友達はいますか？」

お年寄り　「みんないなくなった。」

スタッフ　「みなさん，亡くなられたんですね。本当に，昔の友達は『雨に風につけても』思い出しますね。次は『こころざしをはたして』とありますが，こころざしってどんなものだったのですか。子どもの頃の夢は何ですか？」

お年寄り　「陸軍大将。」

お年寄り　「陸軍大将。」（数人から声が上がる）

スタッフ　「男の子はみんな兵隊さんになって陸軍大将を目指したんですね。」

お年寄り　「私は学校の先生になりたかった。」

スタッフ　「学校の先生ですか。いいですね。女性の方は他にはどんな夢がありましたか。お嫁さんですか？」

お年寄り　「はい。」

スタッフ　「次の歌詞は『山は青きふるさと，水は清きふるさと』ですね。ここからも山が遠くに青や白に見えますね。本当に山は青い色できれいですね。」

スタッフ　「では，そんな昔のふるさとを思い出して，もう一度この歌を歌ってみましょう。」

全員で，「ふるさと」を歌う。その時，スタッフは前読みして歌詞をみんなに告げる。

> ♣「ふるさと」は多くの人から愛されている曲です。それぞれの人によりふるさとは違いますが，この曲で旧い友達のことや，遊びを思い浮かべるように，会話を楽しく行ってください。

7　音楽療法＋回想法の実践例　テーマ「縄を作る」

参加者は認知症の人も交じって７人，場所はロビー

草履（ぞうり）を１足みんなの前に出して，

スタッフ　「ほら，これを見てください。」

お年寄り　「草履だ。」

スタッフ　「これ履（は）いたことありますか？」

お年寄り　「ああ。」

お年寄り　「学校にはいつも草履履いて行った。」

スタッフ　「小学校へ，草履を履いて行ったんですか？」

お年寄り　「ああ，靴なんか当たらなかった（買ってもらえなかった）。」

スタッフ　「作ったことありますか？　草履。」

お年寄り　「ああ。」
お年寄り　「自分の履いてく草履は自分で藁(わら)を打ったね。」
スタッフ　「草履って，藁を打つんですか？」
お年寄り　「打たないとできないよ。」
スタッフ　「ちょうど藁をもらってきましたので打ってみましょう。私がやってみますので教えてくださいますか？」
と言いながら，藁，藁打ち具，石（木でもよい）の板を取り出し，シートを敷いた床の上に置く。

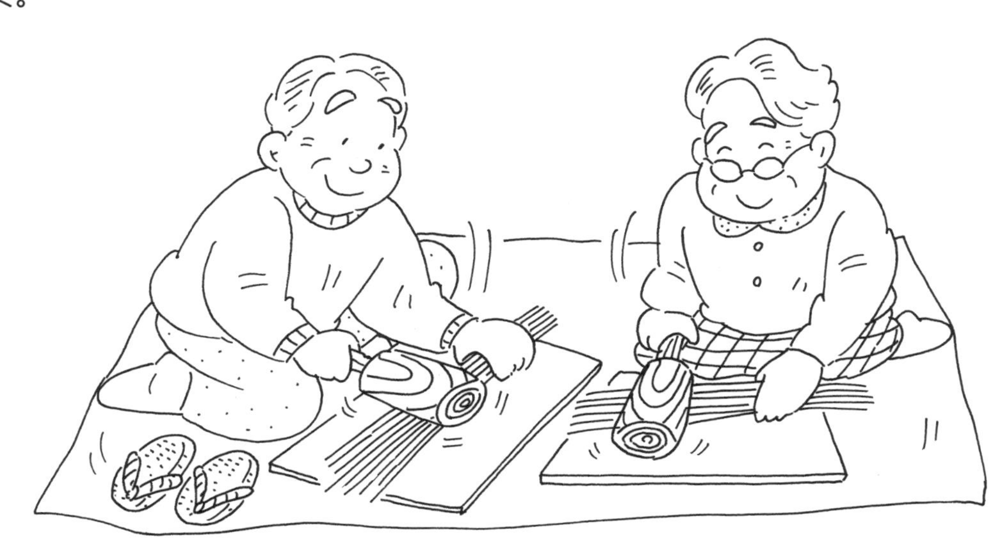

スタッフが，藁を板の上に置き，藁を打ってみる。それにつられて2人の参加者が藁打ちにくる。他の参加者は，その作業をじっと見つめている。
スタッフ　「○○さん，藁打ち仕事，昔した？」
お年寄り　「学校から帰ると，自分の草履を作る藁を打っておかないと，親が草履を作ってくれなんだからね。」
スタッフ　「そんなに草履って，すぐに駄目になるのですか。」
お年寄り　「そや，そや。」
お年寄り　「藁打つまで遊びに行かせてもらえなんだ。」
スタッフ　「さあ，藁打ちはこれくらいでいいでしょうか。この藁で何ができるかしら。」
お年寄り　「縄。」
スタッフ　「ええ，○○さん，縄作れるの？」
お年寄り　「縄，なえるぞ。わしは毎晩藁で何か作った。」
スタッフ　「縄は作ることを『なう』というんですね。○○さんなってみてね。」
お年寄り　「ああ。」

と言いながら，お年寄りが縄をなう。

スタッフ　「あら，上手ですね。私もできるかな。」

とやってみるが，上手に縄にならない。

お年寄り　「こうやって唾を手にたっぷりつけてなうんじゃ。」

スタッフ　「こうですか，ペッ。」

と，唾を手につける。

数人が，シートに座り，縄作りに挑戦し，他の参加者は周りで見ている。

そのうちに，様々な縄ができあがってきた。できあがった縄をイスに座って見ている参加者の前に置く。参加者はみんな縄を手に取って見ている。

スタッフ　「ほら，こんな長い縄ができあがりましたよ。昔はみんな，稲の藁から，縄や草履，米俵（こめだわら）などを作ったのですね。」

お年寄り　「米俵は難しくて，わしは作れんかった。わしの父親が夜なべ仕事にやっとった。」

スタッフ　「そうですか。歌にそんな歌がありましたね，『おとうは土間でわらうち仕事，お前もがんばれよ』という歌が。あの歌を歌いましょうか。」

と言いながら，用意していた「かあさんの歌」の歌詞カードをホワイトボードに貼る。

かあさんの歌

作詞　窪田　聡

かあさんは夜なべをして
手袋編んでくれた
木枯らし吹いちゃ
冷たかろうて
せっせと編んだだよ
ふるさとの便りはとどく
いろりのにおいがした

かあさんは麻糸つむぐ
いちにちつむぐ
おとうは土間で
わらうち仕事
お前もがんばれよ
ふるさとの冬はさみしい
せめてラジオ聞かせたい

スタッフ　「一緒に歌ってください。」

スタッフが前読みしながら全員でなんとか１，２番を歌う。

お年寄り　「私の父ちゃん，母ちゃんみたいや。」

スタッフ　「あら，○○さんのご両親も，こんな風だったのですね。じゃあ，懐かしいでしょ。じゃあ，もう一度歌いましょう。」

もう一度，歌を歌う。

♣農村地帯で育った人に，稲藁で細工をすることはそう難しいことではなかったようです。当時農村は非常に貧しくて，「かあさんの歌」のように，夜なべ仕事をしなくては生活できなかったのです。この「縄作り」と「かあさんの歌」で，その頃の生活を思い出すように話をしてください。そして注意が必要なのは，自分が昔できて，今もできると思っているお年寄りが，実際にはできないことが多いということです。

8　1対1で行う回想法の実践例　テーマ「今までの生活を聞く」

参加者は認知症の男性1人，静かなホールなどの片隅のイスに座って

スタッフ「○○さんのお家は農家でしたか？」
お年寄り「ああ。」
スタッフ「大きな農家だったんですか？」
お年寄り「いや，別に。」
スタッフ「何を作ってたんですか？」
お年寄り「えーと。」
スタッフ「お米は作っていましたか？」
お年寄り「ああ，米は作ってた。」
スタッフ「どれくらい作っていたのですか？」
お年寄り「たくさんだな。」
スタッフ「野菜も作っていましたか？」
お年寄り「作ってた。」
スタッフ「ナスとか，トマトとか，ジャガイモとか作っていましたか？」
お年寄り「ジャガイモも作ってたよ。」
スタッフ「畑はどこにあったんですか。家の周りにもあったんですか？」
お年寄り「家の周りに野菜畑があった。家の周りにお茶の木があった。」
スタッフ「ええ，お茶の木があったって，お茶を自分で作ったの？」
お年寄り「お茶くれえ，自分で作るさ。」
スタッフ「お茶って，どうやって作るの。お茶の木の葉を摘むんでしょ。」
お年寄り「お茶の葉を摘むな。」
スタッフ「それから，摘んだお茶の葉をどうするの？」
お年寄り「葉っぱを蒸す。」
スタッフ「ええ，お茶の葉は蒸すの。蒸すって，蒸気を当てるの？」
お年寄り「そうだ，蒸気を当てる。」
スタッフ「蒸気を当てた葉をどうするの？」
お年寄り「そりゃあ，あんた，お茶は揉んで作る。」

スタッフ「揉むの，手で揉むの？」
お年寄り「手で揉む。」
スタッフ「それから，それからどうするの？」
お年寄り「それでできる。」
スタッフ「○○さん，すごいね，お茶の作り方よく知ってるね。」
お年寄り「エヘッ，茶は毎年作ってた。」
スタッフ「すごいね，じゃあ，○○さん，サツマイモも作ってたの？」
お年寄り「芋くれえ，作った。」
スタッフ「どれくらい作ったの？」
お年寄り「ちょこっと作ってた。」
スタッフ「サツマイモを作って売ったの？」
お年寄り「サツマイモは孫が好きで。」
スタッフ「ああ，サツマイモはお孫さんのために作っていたのね。○○さんもサツマイモ好き？」
お年寄り「ああ。」
スタッフ「サツマイモはどんな風にして食べるのが好きなの？」
お年寄り「芋は焚き火で焼くのがうまい。」
スタッフ「焼きいもだね。焚き火で焼くのね。焼きいもおいしそうだね。」
お年寄り「うめえぞ。」

♣1対1で行う回想法の参加者の認知症が重くて，おしゃべりがあまり得意ではない場合は，問いかけ方に注意しなくてはなりません。それはお年寄りがイエス，ノーと単純な言葉で答えられるような問いかけをすることです。時にはお年寄りの答に，イエス，ノー以外の具体的な言葉が入ってくることもあるでしょう。

III

ホワイトボードシアターと回想法

1　ホワイトボードシアターとは

ホワイトボードシアターとは，施設等にあるホワイトボードを劇場に見立てて，厚紙に描いた登場人物や大道具小道具を用いて，話を進めていくものです。厚紙の人物などの裏に平板のマグネットが貼り付けてあり，話にしたがってそれを動かしていけるので，見ている人にはインパクトがあります。またホワイトボードは多くの施設や公民館に設置されていますので，どこでも実施できます。

具体物を見せながらなのでイメージしやすく，保育園等の幼児教育施設でもよく用いられています。特に認知症のお年寄りには，昔話が好まれています。お年寄りは新しい話より，幼いころから聞いてきた昔話だと話のあらすじが頭の中に入っているので，理解しやすく楽しめるようです。

私が考案しました『ホワイトボードシアター桃太郎』（黎明書房）は，遠くからでも見えるように，顔が大きく作られています。だいたい顔が３分の１の３頭身となっています。製品は厚紙に印刷された登場人物を，枠線の通りに切り取り，付属の磁石を貼れば出来上がりです。

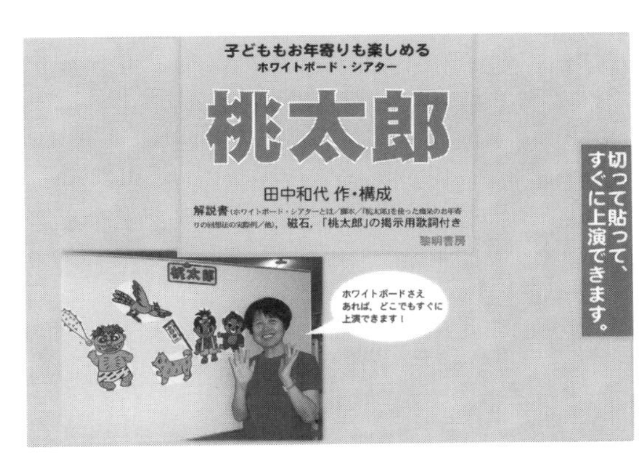

製品の詳細は 64 頁を参照。

2 「桃太郎」はお年寄りの回想にも，子どもにもぴったり

自作の「桃太郎」をいろんな場所で上演してみたところお年寄りがとても喜んでくれました。その原因は同じ昔話の「おむすびコロリン」や「一寸法師」と比べると「桃太郎」が昔話の中でも特によく知られた話だからではないかと思います。話の展開がよく分かっていると，前はどんな筋だったか，次に何がくるかがよく分かり，認知症でちょっと前の記憶があやふやなお年寄りでも，支障なく「桃太郎」を楽しむことができるのです。

しかし喜んでくれるのはお年寄りだけではありません。私は幼稚園児や障がいを持ったお子さんたちへの上演もしますが，昔話であるはずの「桃太郎」が子どもたちにもたいへん人気があるのです。勧善懲悪というヒーロー物だし，絵も動かせるので興味を引くのかもしれません。

3　『ホワイトボードシアター桃太郎』を使った認知症のお年寄りの回想法の実際例

スタッフ「みなさん，桃太郎の歌を覚えていますか。」
歌うと２番まで歌える。

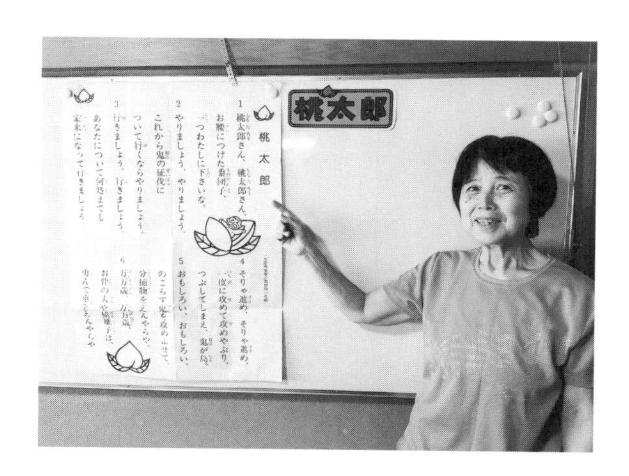

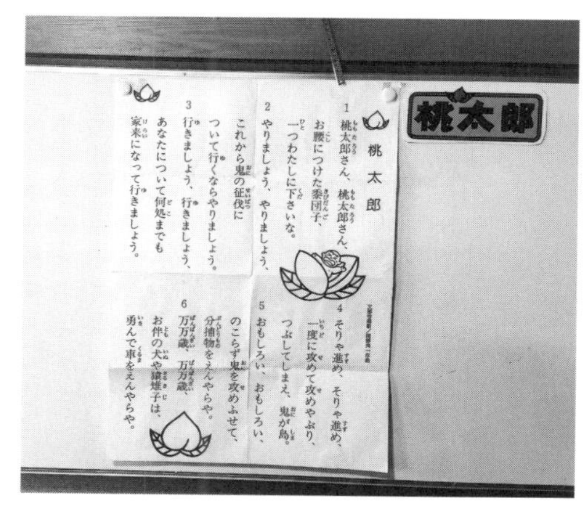

スタッフ「全部で６番まであるんですよ。ほら。」
歌詞を壁に貼る。
スタッフ「さあ，６番まで歌ってみましょうか。歌えますか？」
お年寄り「学校で習ったから知っているよ。」
スタッフ「ええ，これって学校で習う歌なんですか。」
お年寄り「あたりまえさ，３年生の時。」
スタッフ「でもこの歌詞，なんだか分捕（ぶんど）るとか。物騒な歌ですね。」
歌詞を見て６番まで「桃太郎」を歌う。

「桃太郎」の始まり始まり
拍子木を叩く。
昔，昔あるところにお爺さんとお婆さんがいました。二人は心がきれいで働き者でしたが，子どもがいませんでした。
いつものように，お爺さんは山へ芝刈りに行きました。
そして，お婆さんはどこへ行ったのでしょうか？
お年寄り「川へ洗濯だね。」
スタッフ「そうですね。」
お婆さんは川へ洗濯に行きました。

スタッフ「お婆さんが持っているこの容器は何でしょうか。」（場面①）

場面①

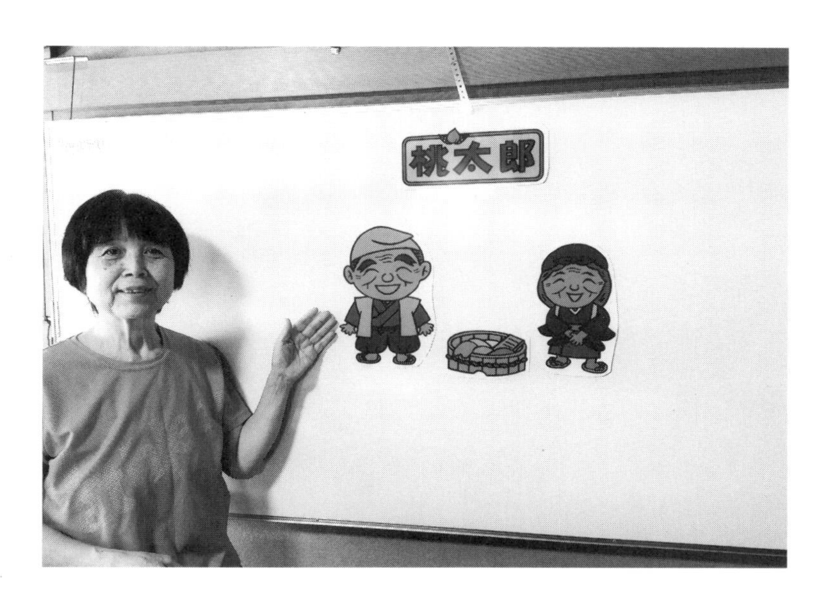

お年寄り「タライだな。」
スタッフ「そうですね，タライですね。ではこれは何かわかりますか。」
といって，洗濯板（せんたくいた）を見せる。（場面②）

場面②

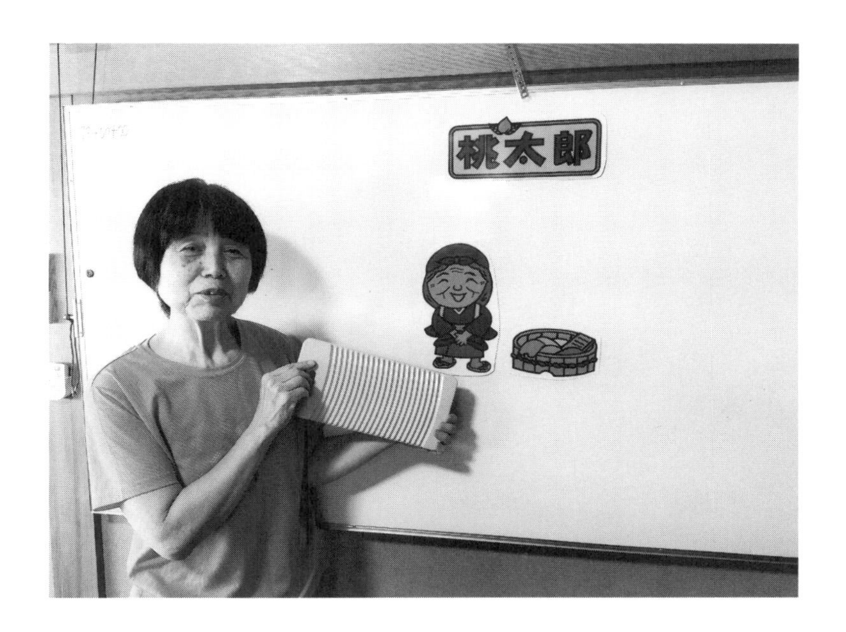

お年寄り「洗濯板。」
スタッフ「そうです。ピンポーン，洗濯板ですね。よくご存知ですね。」
お年寄り「洗濯板は私の頃，できた。」
スタッフ「ええ？　大昔にはなかったんですね。」
お年寄り「昔はなかったね。」
スタッフ「では桃太郎の時代には洗濯板は使ってなかったんですね。じゃあ，昔は何で汚れを取ってたの？」
お年寄り「昔は石にこすって洗ったね。」
お年寄り「洗濯板がなければ，足で踏んださ。」
スタッフ「洗濯板って便利なものですね。」
お年寄り「当たり前さ，私は洗濯板を２枚も３枚も嫁入りする時に持っていった。」
スタッフ「ええっ！　嫁入り道具にですか？」
お年寄り「私も持っていったさ，タライもね。」
スタッフ「すると物干し竿も持っていったんですか。しかし何で洗濯板を何枚も持っていくんですか？」
お年寄り「このボコボコしたところが磨り減ってしまうからね。」
スタッフ「そうか，減ってしまうから３枚も持っていくんですね。」
お年寄り「あんたたちはいいね。昔の嫁さんは一日中洗濯してた。」
お年寄り「そうさ，洗濯は男の人の物は別に洗ったよ。」
スタッフ「オムツなんか汚いものと別にしたんですか？」
お年寄り「男の人のシャツと子どもの汚いものは一緒に洗えないからね。」
スタッフ「じゃあ，オムツだけ別に洗って，女の人の服なんかは男の人のと一緒に洗ったんですか。」
お年寄り「いいや，やっぱし，女と子どものは男の人と別だった。」
スタッフ「へえ！　別に洗うのは鹿児島だけかと思ってました。」
お年寄り「男の人とは洗濯板も別にした。」
スタッフ「だから何枚も洗濯板が必要なんですね。男の人用と女子ども用と，オムツなど汚い用と。でも別々なんてすごいですね。」
お年寄り「女は“月(つき)の障(さわ)り”があるからね。」
スタッフ「なるほどね。ところで洗濯はどこでしたんですか。」
お年寄り「川で。」
お年寄り「川でも上の方は野菜を洗って，下の方でオムツを洗う，区別があったんだよ。」
スタッフ「なるほどね。でも，もっと上流にいくと，そこでオムツ洗ったりしているでしょ。」
お年寄り「川の水は汚れても，３尺流れるときれいになるっていったもんだ。」

スタッフ「そんな川でお婆さんは洗濯をしていたんですね。では，桃太郎のお婆さんの様子を見てみましょうか。」

ここは川です。お婆さんが川で洗濯をしていると，向こうから，何かが流れてきました。ドンブラコッコ，ドンブラコッコと。あれ，流れてきたのはこんなに大きな桃でした。お婆さんは「桃はお爺さんが大好き。拾って家に持って帰って食べましょう」といって桃をタライに入れて家に持って帰りました。（場面③）

場面③

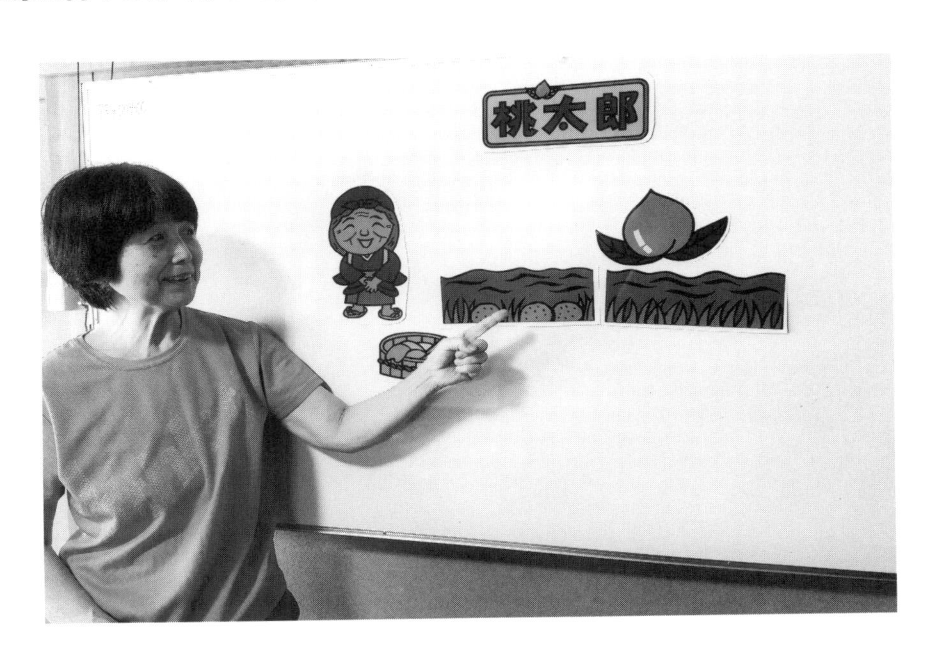

さて，ここは家です。お爺さんが芝刈りから戻ってきたので，桃を切ることにしました。これは包丁です。

お年寄り「昔の包丁はみんなそんな形だったね。」

1，2の3，と桃を切ると，なんと桃の中から元気な男の赤ちゃんが生まれました。

お爺さんとお婆さんは「この赤ちゃんは神様が私たちにくださったんですよ。私たちの子どもとして育てましょう」といいました。

二人は男の赤ちゃんに桃太郎と名前をつけて育てました。

さあ，桃太郎もこんなに大きくなりました。

桃太郎はお爺さんとお婆さんにかわいがられて育ち，力持ちになりました。年取ったお爺さん，お婆さんのお手伝いもよくします。

井戸の水を汲んだり……

スタッフ「さあ，この絵の桃太郎が持っているのは何でしょう。」（場面④）

場面④

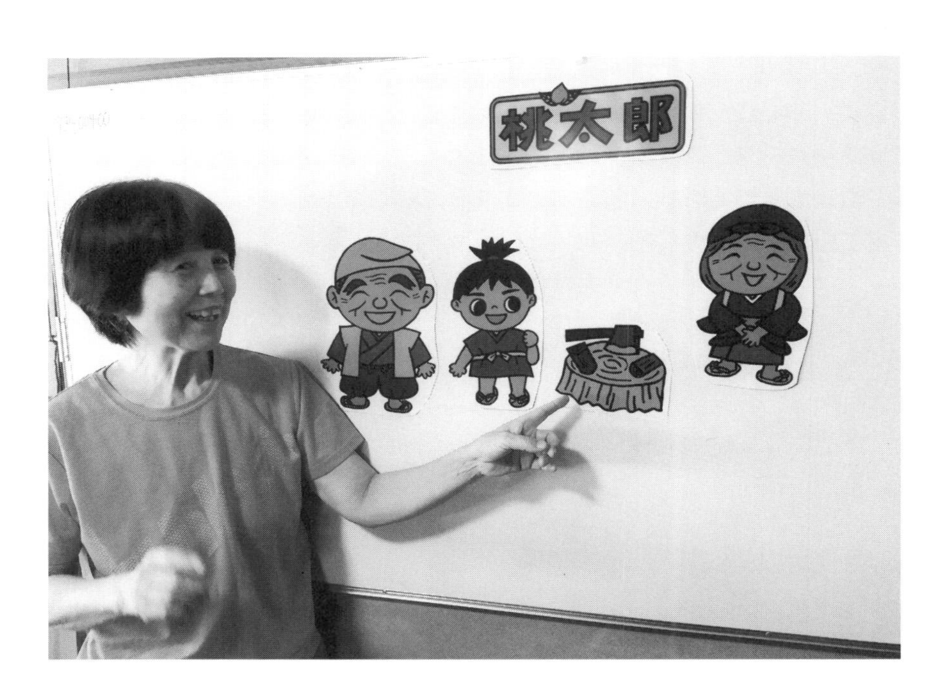

お年寄り「なんだ。」
お年寄り「オノか。」
スタッフ「そうです。オノとかナタとかいいますね。オノで薪(まき)割りをしましたか。」
お年寄り「したさ。」
お年寄り「風呂は薪で焚(た)いたから。」
お年寄り「火をつけるのに薪を細くしたからね。」
スタッフ「火がつきやすいように薪を細く割ったんですね。」
お年寄り「私んとこは杉でした。」
お年寄り「うちは新聞だったね。」

こんなふうに桃太郎は薪割りのお手伝いもしました。
ある時，村に鬼が出て，人々を苦しめているという話を聞きました。桃太郎はその話を聞いて「お爺さん，お婆さん，僕は悪い鬼を退治してきます。そして鬼の宝物を取ってきます」といいました。お爺さんお婆さんは桃太郎のことを心配して反対しましたが，桃太郎の決心は変わりませんでした。
そこでお婆さんは「鬼退治をする時に力がつくように」と桃太郎にキビ団子を作ってくれました。

スタッフ「キビ団子って食べたことありますか？」（場面⑤）

場面⑤

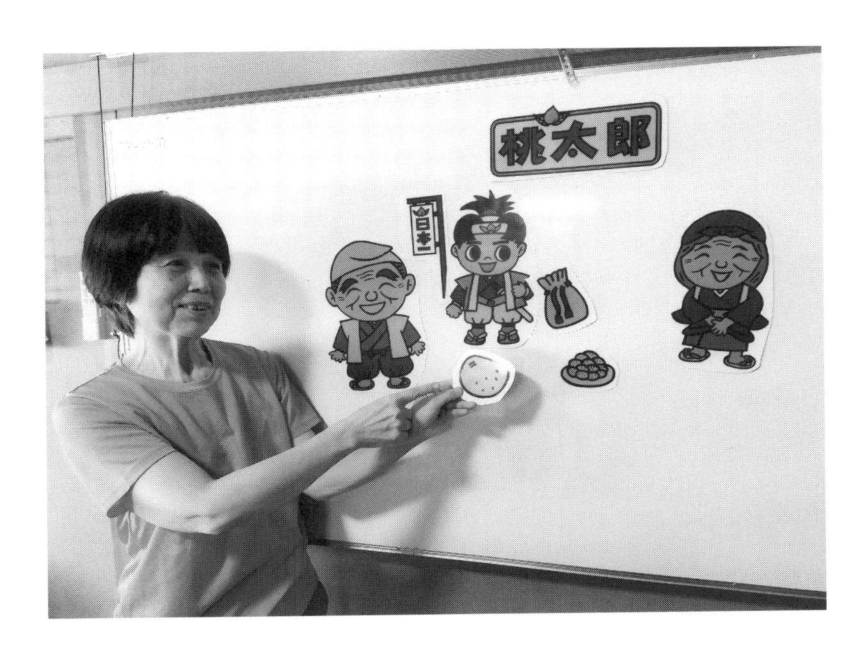

お年寄り「ある，ある。」
お年寄り「香ばしいよ。」
スタッフ「そんなおいしいのなら食べてみたい。」
お年寄り「キビは餅米と混ぜないとおいしくない。」
スタッフ「ええ，そうなんですか。」
お年寄り「キビだけだとボソボソする。」
スタッフ「あぁ，そうか，栃餅（とちもち）と同じですね。餅と混ぜるんですね。」
お年寄り「私らは餅がなかったからキビ団子はおいしくなかった。」
スタッフ「なぜ，餅米を混ぜないんですか。」
お年寄り「餅米はたくさん取れないから，あまり作らないよ。」
お年寄り「普通の米の半分くらいしか取れない。」
スタッフ「そうですか。昔は今みたいに餅米をふんだんに使えなかったんですね。」
こうして桃太郎は，お爺さんお婆さんに見送られて，鬼退治に出発しました。
桃太郎が歩いて行くと，犬が来ました。
「ワンワン，桃太郎さん，お腰につけたキビ団子，1つ私にくださいな」
「やりましょう，やりましょう，これから鬼の征伐（せいばつ）に，ついて来るならやりましょう」
「行きましょう，行きましょう，家来になってどこまでも，あなたについて行きましょう」

こうして，犬，サル，キジは桃太郎の家来になり，一緒に鬼退治に出かけることになりました。（場面⑥）

場面⑥

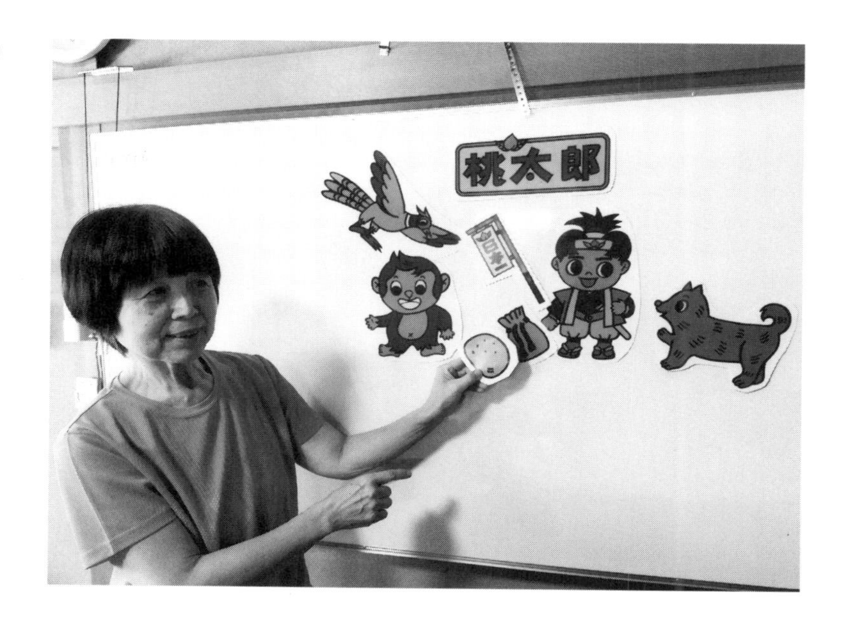

さあ，鬼が島に行こう。小さな船に乗って鬼が島に渡ります。小さな船なので波に揺られて，今にも沈みそうです。やっとのことで，鬼が島に着きました。（場面⑦）

場面⑦

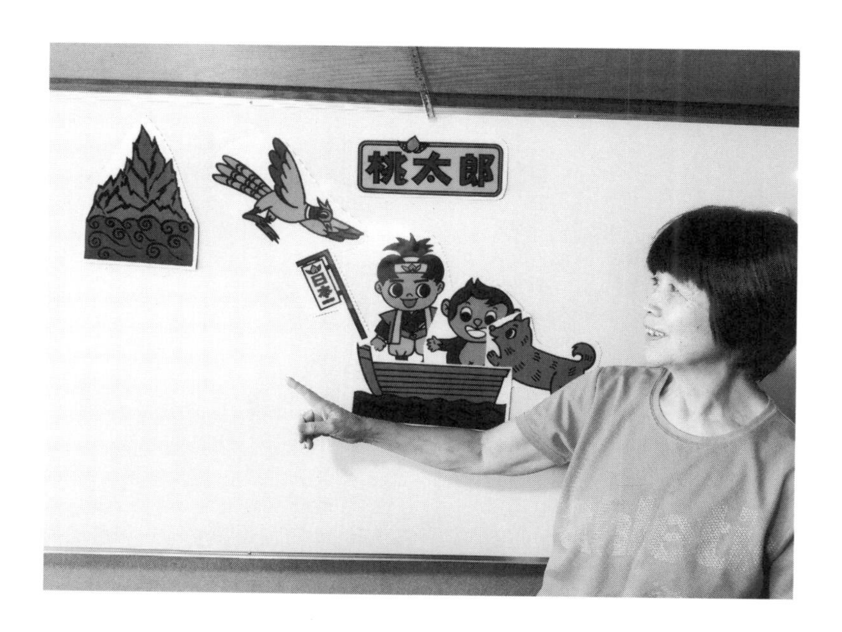

鬼が島にはでっかい鬼がいました。
鬼は大きな金棒（かなぼう）を持って，振り回しています。（場面⑧）

場面⑧

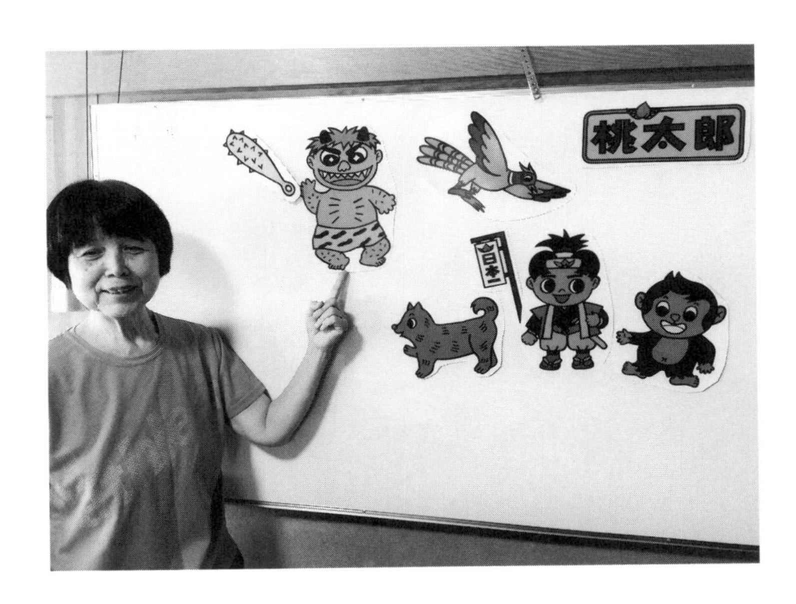

お年寄り「昔から『鬼に金棒』っていったね。」
スタッフ「それどういう意味ですか。」
お年寄り「強いってことだよ。」
スタッフ「そうか，鬼のように強い人が，こんな金属でできた武器を振り回すと強くて恐いもんね。それにしても，子どもの桃太郎がよくこんな恐いことしましたね。」
お年寄り「昔から桃太郎は強いからね。」
お年寄り「金太郎だって強いよ。」
スタッフ「昔話に出てくる男の子は小さくても力持ちですね。では鬼が島の様子を見てみましょう。」
大きな金棒をブンブン振り回すので，桃太郎が危ない！
「そうだ，こんな時に，お婆さんが作ってくれたキビ団子をみんなに食べさせて，力をつけよう。さあ，みんなキビ団子を食べて」
こういって，桃太郎は腰につけたキビ団子をみんなに１つずつあげました。
すると，みんなは元気いっぱいになりました。
サルは鬼の顔を引っかきました。
犬は鬼の足に噛みつきました。
キジは空を飛べますから，頭を突っつきました。

そこへ桃太郎が刀で「エイ！　ヤッ！」と切りつけましたので，鬼は降参しました。
「どうか命だけはお助けください。もう悪いことはしません。宝物は全部差しあげます」こういって鬼が謝るので，命は助けてあげました。
鬼から分捕(ぶんど)った宝物を荷車に載せて，それを犬が引いてお爺さんお婆さんが待っている村に帰ります。

スタッフ「鬼から分捕った宝物ってなんでしょうかね。この絵を見てください。これは何でしょう。」といって巻物を指さす。（場面⑨）

場面⑨

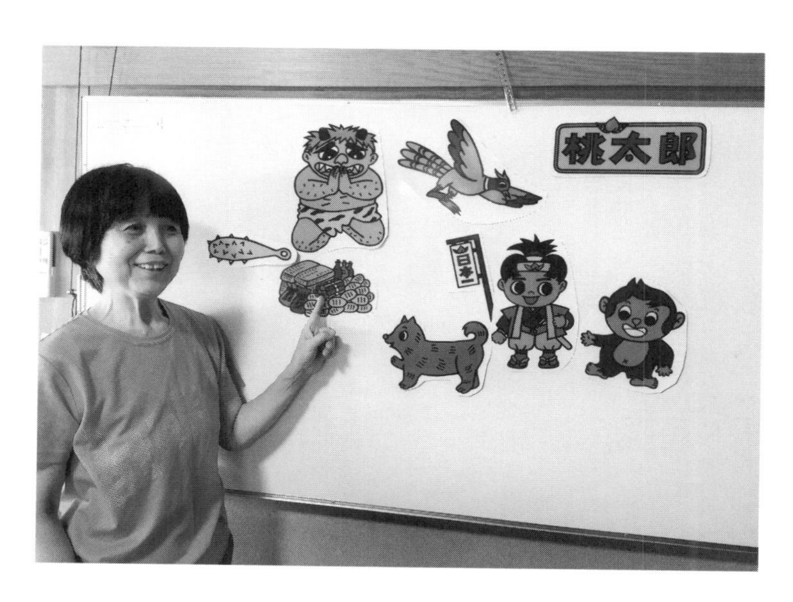

お年寄り「うーん，それは絹織物だね。」
スタッフ「着物を作る生地ですね。」
お年寄り「今の人は贅沢(ぜいたく)だけど，昔は着物もたくさん持ってなかったよ。」
スタッフ「なるほど，昔は絹織物は宝物だったんですね。」
お年寄り「私らの子ども時分には，学校にいくのにも木綿(もめん)だったね。」
お年寄り「そうそう，式服も木綿の紋付(もんつき)だったね。」
スタッフ「巻物は掛け軸かと思ってました。それからこれは何でしょう。」と箱を指す。
お年寄り「これは葛籠(つづら)だ。」
スタッフ「葛籠って，あの『スズメのお宿』の話に出てくるあれですか。お爺さんがお土産にもらう『大きな葛籠と小さな葛籠，どっちがいいですか？』というあれですね。」
お年寄り「そうだ。」
スタッフ「柳行李(やなぎごうり)とも似てますね。」

お年寄り「おんなじだけど，柳行李は着物を入れたね。」
スタッフ「そうですか。他にどんな宝物があるでしょうか。」
お年寄り「宝物はサンゴや大判小判だよ。」
スタッフ「なるほど，サンゴや大判小判，絹織物，それからこのビンに入ったものはお酒でしょうか。」
こんなものをお土産（みやげ）に村に帰りました。桃太郎が元気に帰ってきたので，二人とも大喜びでした。
サル，犬，キジは一緒に住むことにしました。
宝物もいっぱいあったので，みんなで幸せに暮らしました。（終）

スタッフ「終わりです。拍手。」
お年寄り「桃太郎の話はいいね。」
お年寄り「昔話はいいよ。」
お年寄り「いいことはするもんですよ。」
お年寄り「最後はめでたしめでたしでいいね。」
スタッフ「昔話は，必ず正義の味方が勝って，最後はメデタシメデタシで終わるから，安心して見てられますね。」
お年寄り「また見たいね。」
スタッフ「はい，わかりました。またやらせてくださいね。」

＊この「『ホワイトボードシアター桃太郎』（黎明書房）を使った認知症のお年寄りの回想法の実際例」は，田中和代著『誰でもできる回想法の実践』（黎明書房，2003 年）の第 6 章 1 「『桃太郎』で回想法の例」（71 ～ 80 頁）を転載し，写真を差し替えたものです。

「Ⅲ　ホワイトボードシアターと回想法」では，『ホワイトボードシアター桃太郎』（田中和代作・構成，黎明書房）を使っていますが，もちろん，絵本などを参考にして，自分で作ることもできます。磁石（マグネットシート）は，文房具店や 100 円ショップなどで簡単に手に入ります。

4　絵人形の作り方と保存の仕方

絵人形の作り方

① 絵人形の回りを少し残して，ハサミで切り取ってください。

② 切り取った絵人形の裏に，付属のマグネットシートの磁石を貼り付けてください。磁石をいくつ付けるかは，その絵の大きさや重さで決めてください。

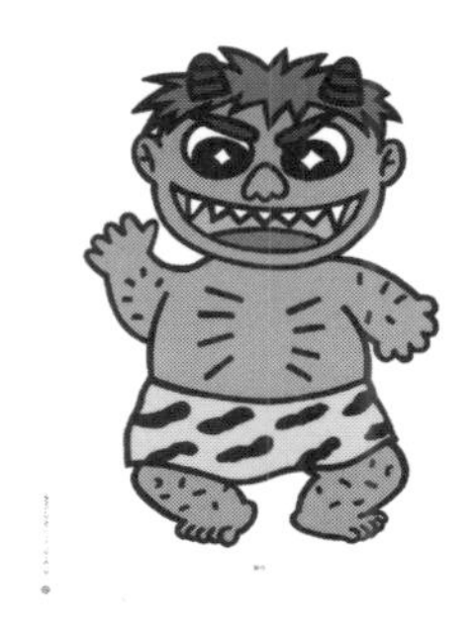

切り取る前

歌詞について

主題歌の文部省唱歌「桃太郎」の歌詞は，観客によく見えるように貼ってください。

歌詞の桃の絵は，絵人形を参考にして自分で色を塗ってください。

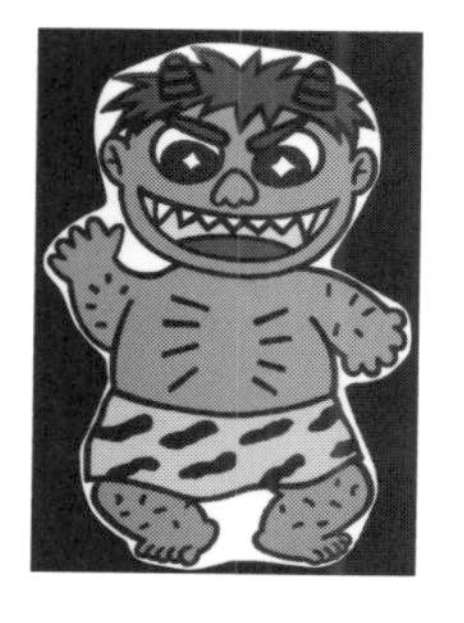

切り取った
絵人形（表）

保存の仕方

B4の透明のチャックつきビニール袋に入れておくと，外から見て何が入っているか分かりますし，持ち運びに便利です。袋は100円ショップなどで売っています。

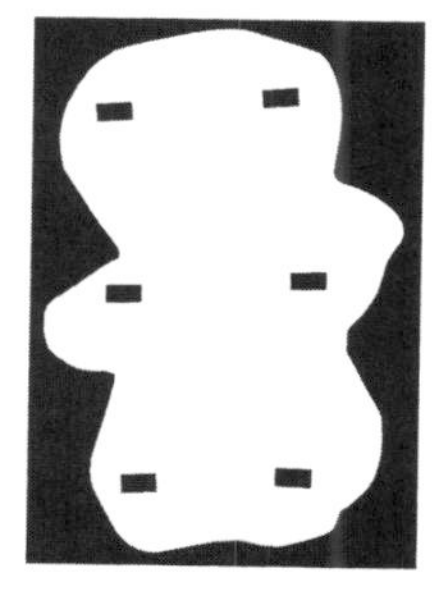

磁石を貼った
絵人形（裏）

桃太郎　文部省唱歌／岡野貞一作曲

1　桃太郎さん　桃太郎さん　お腰につけた黍団子(きび)　一つわたしに下さいな
2　やりましょう　やりましょう　これから鬼の征伐(せいばつ)に　ついて行くならやりましょう
3　行きましょう　行きましょう　あなたについて何処(どこ)までも　家来になって行きましょう
4　そりゃ進め　そりゃ進め　一度に攻めて攻めやぶり　つぶしてしまえ　鬼が島
5　おもしろい　おもしろい　のこらず鬼を攻めふせて　分捕物(ぶんどりもの)をえんやらや
6　万万歳(ばんばんざい)　万万歳(ばんばんざい)　お伴の犬や猿雉子(さるきじ)は　勇んで車をえんやらや

5 「ホワイトボード・シアターで回想法」演じ方のポイント

まずは，回想法よりもお話そのものに慣れてください

演じる人が「シナリオ」を見ながら話を進めるようでは，話の腰が折れてしまいます。

見ないでも，セリフがちゃんと出てくるようになるまで習熟してほしいのです。そのために正確に暗記する必要はありません。何回かセリフを読んでおおよその筋が頭に入ったら，後はすべてアドリブで話を進めます。私はとてもいい加減な性格なので，演じるたびにセリフが違います。慣れるまでは「回想法」と思わずに，「桃太郎」そのものの上演を目指してください。

見てくれる人がどんな人か，少しだけアセスメントをします

アセスメントというと難しく考えがちですが，そうではありません。参加者が，昔どんな生活をしていたのかを調べておくのです。出身地や，職業，例えば農家だった，サラリーマン家庭の都市生活者だった，教員をしていたなどという生活歴などです。後はその方々の現在の認知症の状態や健康の程度などを知っておくことです。これくらいのことがわかるだけでお話の合間の回想を進めやすくなります。

桃太郎に関係のある事柄の下調べをすると回想がしやすくなる

回想法で，お年寄りから昔のことを教えられるということはよくあります。しかし演じる人が昔のことを何も知らないですると，回想を円滑に進めることはできません。たとえ調べられなくても，関心と興味を持って，できごとなどに対処することが大切です。例えば洗濯板を見たことも聞いたこともない人だったら洗濯板の話題は出ないでしょう。（洗濯板は100円ショップで入手できるので買っておくと便利）

また洗濯は何十年か前は川で行う人が多かったことを知っていれば，「川へ洗濯に行きました」というセリフから「川でどんな風に洗ったのかしら」などと，興味を持ってお年寄りに聞けます。

桃太郎がお手伝いをするという場面で薪（まき）割りや井戸の水汲みなどが出てきます。薪割りは何のためにするのか，道具は何を使うのかも知らないでは話が発展しません。分からないことはまわりにいる先輩に聞けば多くの答えが返ってくるでしょう。薪割りからカマドに話が移ればご飯炊きのお手伝いや，火をつける杉の葉や新聞紙などへも話が発展していきます。

「桃太郎」ではこの他に，「キビ団子」「鬼に金棒」「昔のお宝＝絹織物，酒，薬，大判小判，葛籠（つづら）に入った宝」などについて少しでも知識があるとよいでしょう。

知っていることはとてもよいことですが，すべてを知らねばならないのではなく，いろんなことに興味を持つ姿勢が大事です。

Ⅳ

レクリエーション

1　認知症の人や車イスの人でもできるレク

車イスの人，マヒのある人ができるレクリエーション（以下レクと省略）は数が限られます。体が思うように動かないことで，ゲームをする時には大変な障害になるからです。

しかし，認知症の人の場合はもっとたいへんです。ゲームで人と競うということや，ボールを投げ返すといった基本的なことが理解できなくなっているからです。他の人が失敗したことで起こる笑いも理解できない場合があります。そんな人はレクに参加する必要がないと考える人もいるでしょうが，私はそうは考えません。

たとえ認知症の人が，ゲームの動作ができなくても，参加できる場合があるのです。それは，例えば，端から端までボールを渡していくゲームの場合，間に認知症でボールを渡すことができない人が入ったとします。その場合は，１番目の人が２番目の認知症の人の手に渡し，認知症の人の手にあるボールを，３番目の人が取っていけばよいのです。それでなんとかゲームが続くことでしょう。

それでは，認知症の人はレクに参加していないのと同じで意味がないと考える方もいるかもしれません。これもそうではないと思います。認知症の人も，仲間に入って同じ行動をして，笑いに包まれている中で過ごすことにより，楽しさが伝わります。認知症の人の心にきっと満足感が残ることでしょう。

ここで紹介する「認知症の人や車イスの人でもできるレク」は，数は少ないのですが，実際に現場で行い，楽しめたものばかりです。しかし参加者の状態や嗜好などがそれぞれ違うので，楽しめないということもあるかもしれません。その場合は，用具を変えたり，ルールを変えたりとあなたなりの工夫を凝らしてください。やはり，そのお年寄りをよく知っているあなたこそが，その人の楽しみ方が一番分かるのですから。そして，よいレクを見つけることができたならば他の人に教えてあげましょう。それで，多くの人が楽しい時間を持つことができるでしょう。

また，この章では，特に高価な道具類を使用することは避けて，身の回りにある物を利用したり，また手作りするなどの方法をたくさん紹介しています。

1　仲間さがし

◎**人数**

何人でも可能

◎**用意するもの**

パネル4種類（コピーして使える原寸型紙が次の頁から4枚あります）

◎**方法**

2つのグループに分かれ，質問にグループ交代で答えてもらう。スタッフがグループの前に行き，魚の絵と文字がかかれたパネルを見せ，「魚屋で売っている魚には，どんなものがありますか。1つ答えてください」と言ってメンバーに聞いていく。

魚以外に「野菜」「動物」「料理」についても答えてもらう。直接床に座っても，立位でも，車イスに座ったままでもよい。

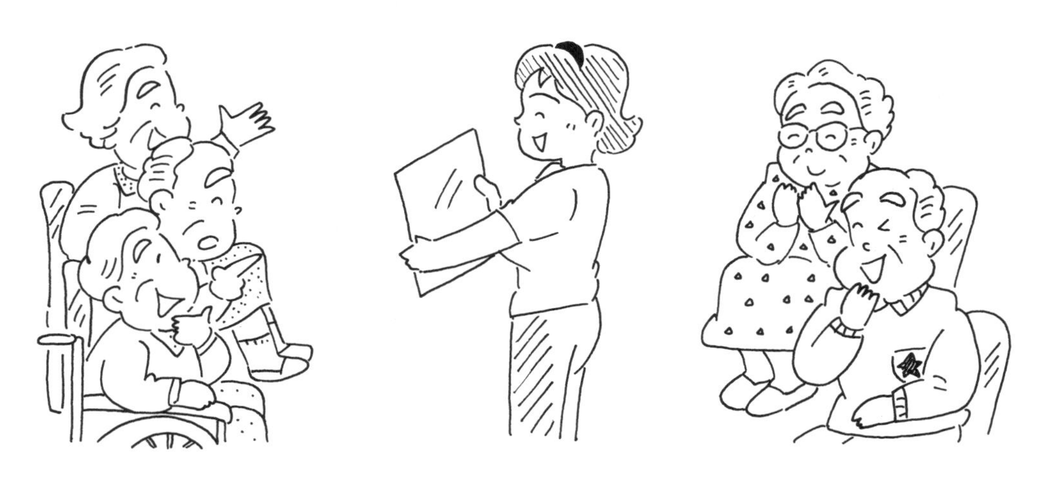

◎**留意点**

1人ずつ順番に答えてもらうと，重度認知症の人では答えられない場合があるので，その時は「めでたい祝言の時などに付けるお魚は？」とか「秋になると焼いて，大根おろしを添えて食べる細長い魚は？」など，スタッフがヒントを出し，なんとか魚の種類を思い出してもらうようにします。

まったく答えられないような重度認知症の人が参加していても，雰囲気を楽しむことで，明るい参加している気持ちになれるので，重度認知症の人にも参加してもらうようにします。もし参加者が認知症のない（または軽い）お年寄りなら，次々に問うなどスピーディーに展開するとおもしろさが増すでしょう。

仲間さがし パネル（魚）

＊コピーして使ってください。

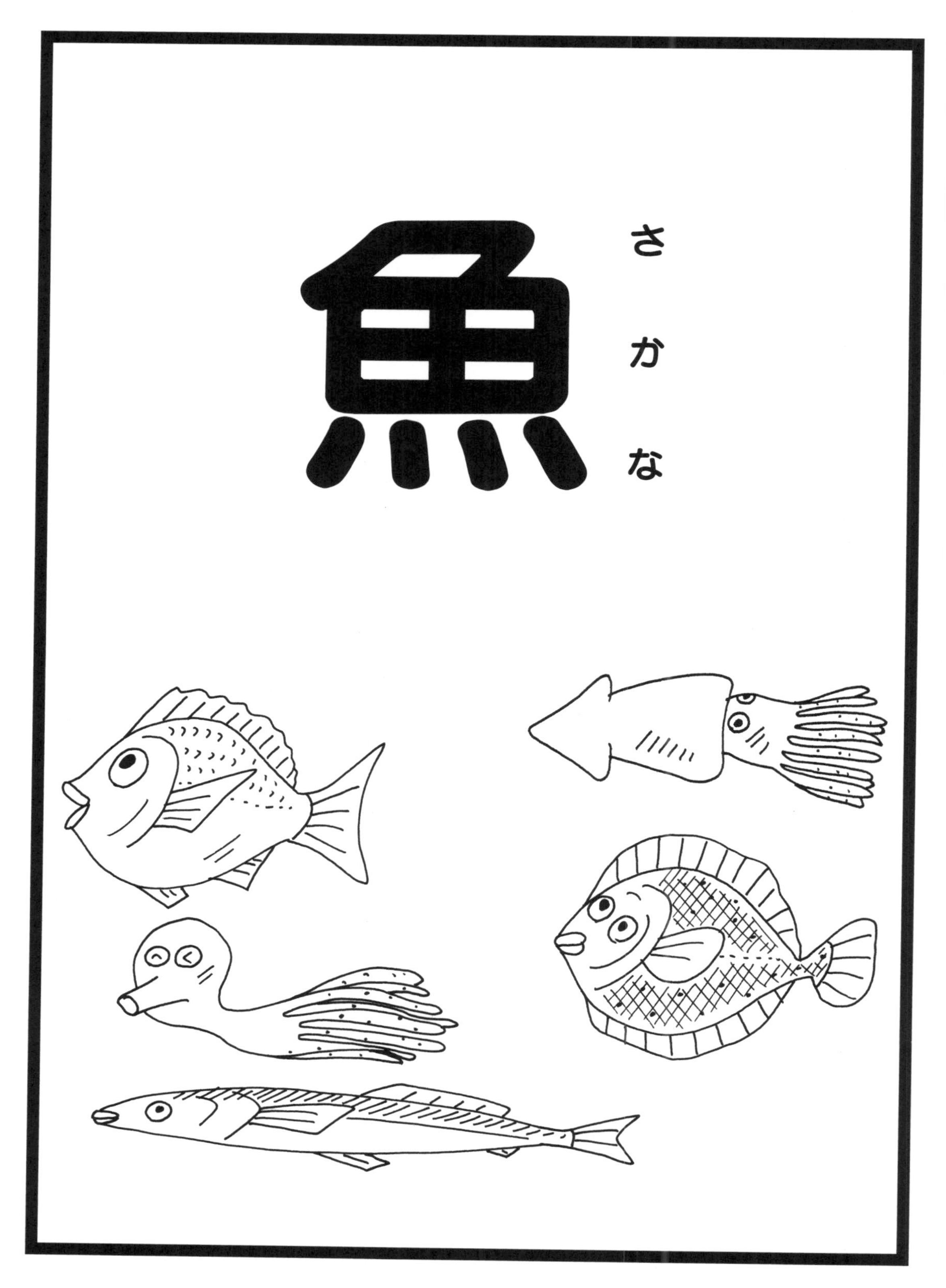

仲間さがし パネル（野菜）　　＊コピーして使ってください。

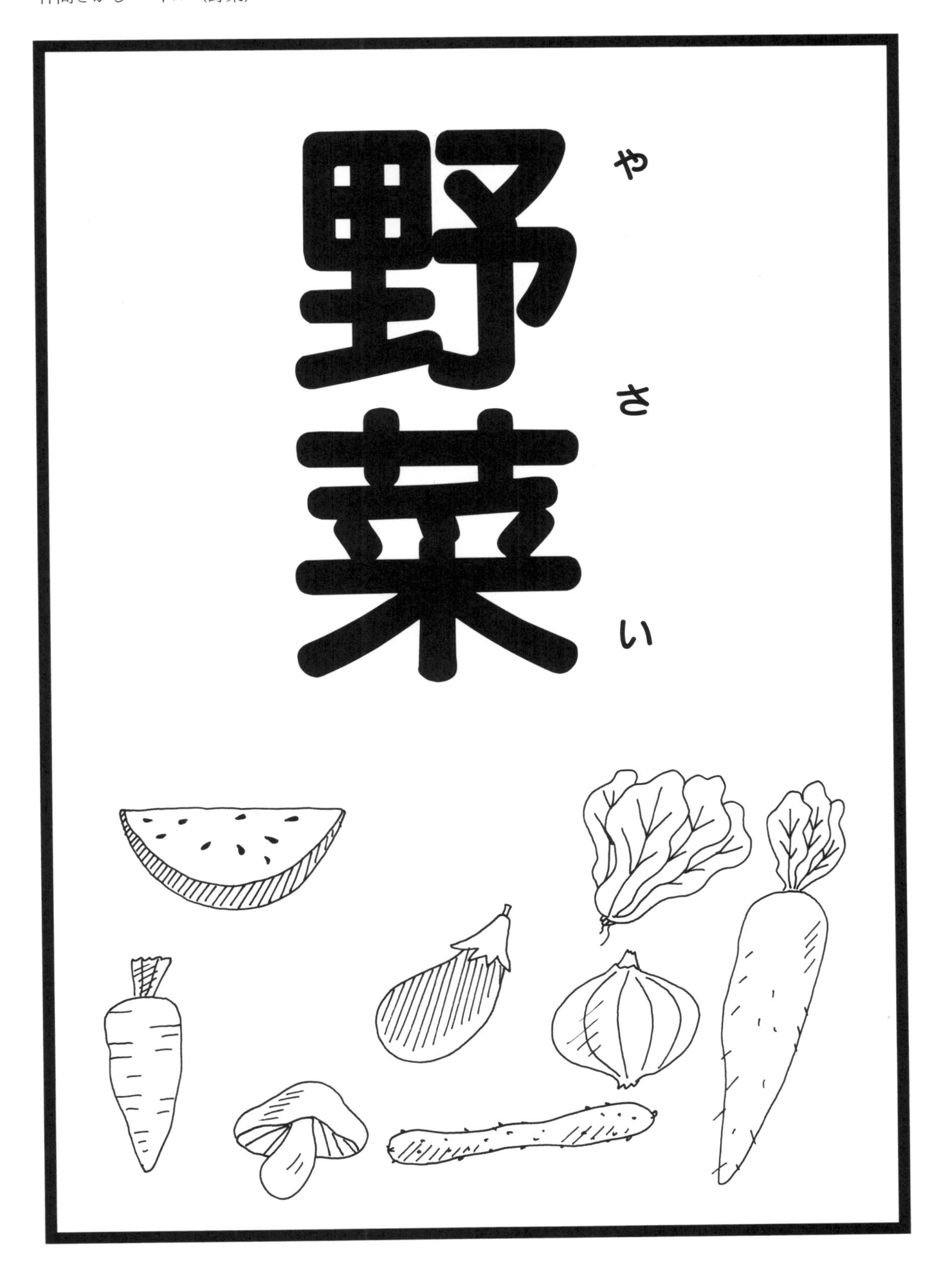

＊コピーして使ってください。

動物

どうぶつ

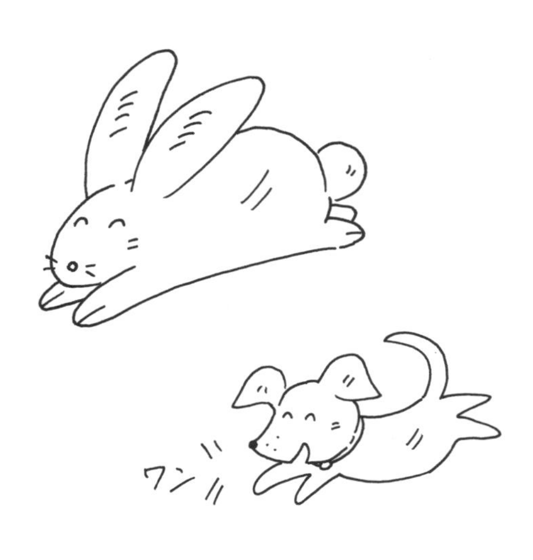

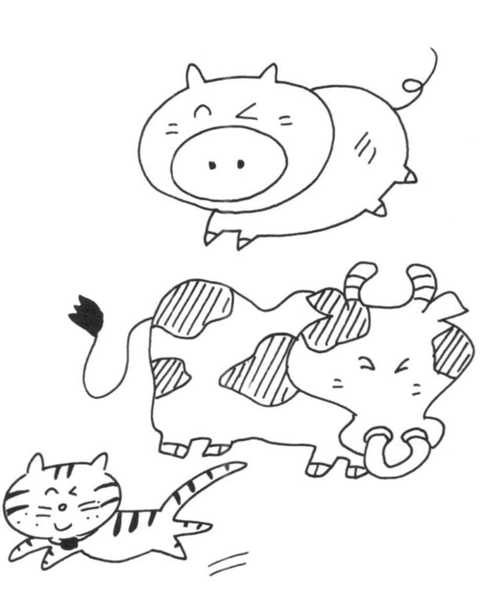

仲間さがし　パネル（料理）

＊コピーして使ってください。

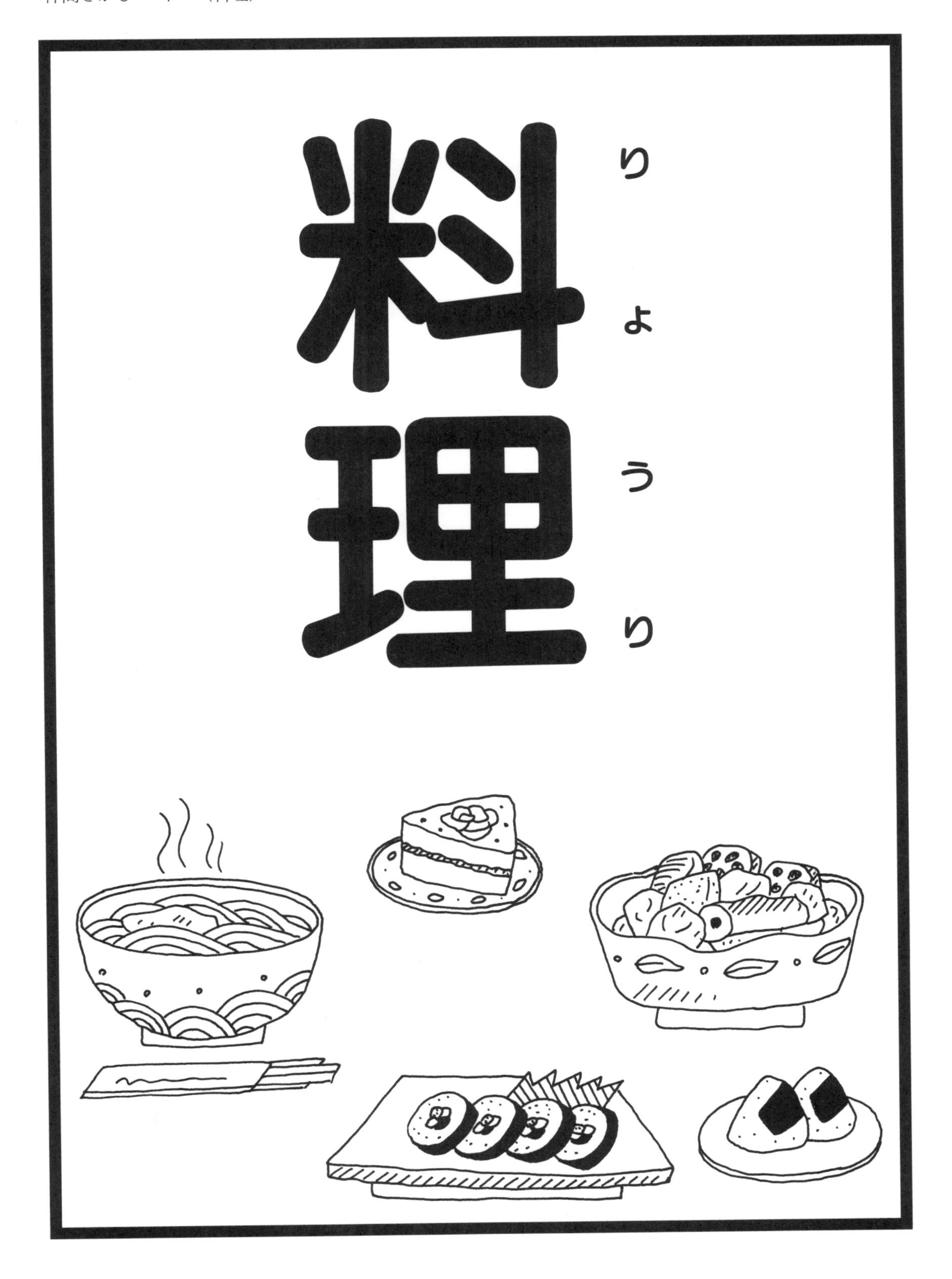

得点表

メンバーの名前	Aチーム			Bチーム		
	1回目	2回目	3回目	1回目	2回目	3回目
1	点	点	点	点	点	点
2	点	点	点	点	点	点
3	点	点	点	点	点	点
4	点	点	点	点	点	点
5	点	点	点	点	点	点
6	点	点	点	点	点	点
7	点	点	点	点	点	点
8	点	点	点	点	点	点
9	点	点	点	点	点	点
合計点	点	点	点	点	点	点
チーム合計	点			点		

注）この表は，グループに分かれて競う時に，コピーして利用しましょう。

2　点取りゲーム

◎**人数**

6人〜12人くらいまで可能

◎**用意するもの**

豆座布団3個〜5個（作り方は52頁），模造紙の的，フェルトペン，得点表

◎**方法**

参加者をA，B 2つのチームに分ける。床に置いた模造紙の的（下図）に向かい，豆座布団を1人3回〜5回投げて，得点を競うゲーム。

立位でも，車イスに座ったままでもよい。

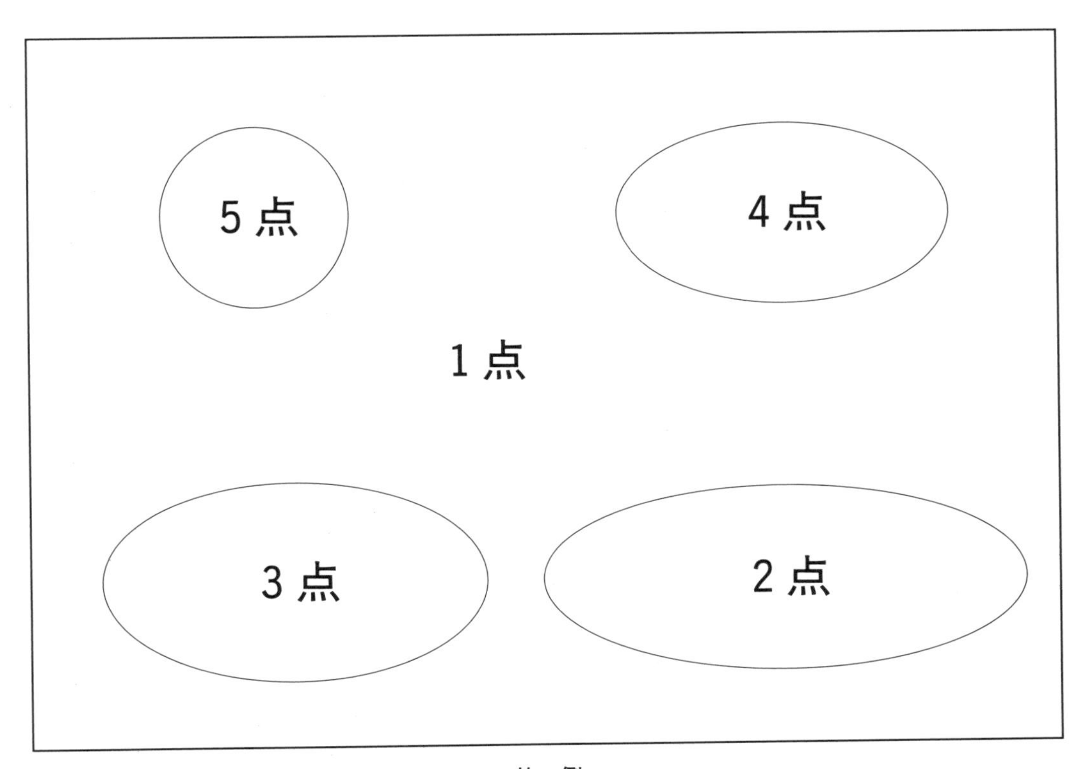

的の例

◎**留意点**

遠くに投げる力のない参加者の場合は，的の模造紙を近づけます。それによりほとんどの人が得点できます。

3　タンバリンへ，バン

◎**人数**

何人でも可能

◎**用意するもの**

豆座布団 3 個，タンバリン

◎**方法**

お年寄りの名前を呼んで，豆座布団を 1 つずつ投げてもらい，スタッフの持っているタンバリンに当ててもらう。

◎**留意点**

参加者のレベルにより，1 回当たると 1 点として，点を競ってもよい。認知症が重度の場合は，点は競わないが，タンバリンに当たると音がするので満足感を得られます。

また，力がない人には，スタッフが近づき，的に当たりやすいように配慮します。

4　バケツへ，ドン

◎**人数**

何人でも可能

◎**用意するもの**

豆座布団 3 個，バケツ（できたら金属のバケツか，金たらいなどが望ましい），得点表（37 頁参照）

◎**方法**

参加者をＡ，Ｂ 2 つのグループに分け，順番に豆座布団を投げてもらい，バケツにうまく入れば 1 点になる。1 人 3 個投げてもらい合計得点を競う。立位でも，車イスに座ったままでもよい。

◎**留意点**

音が成功感を高め，やる気を起こし，楽しさが増すので，バケツはよい音の出るものを選ぶとよいでしょう。

豆座布団の作り方（1 つ分）

きれいな色の布で豆座布団（他の本ではビーンズバッグと言っています）を作っておくと，いろいろなことに使えます。中身は豆など重みのある細かい物を少なめに入れましょう。握ると形が変わり，持ちやすいので便利です。10 個くらいまとめて作っておくといいでしょう

用意するもの

厚手の木綿，中に入れる豆（小豆，大豆，トウモロコシなど），針と糸

作り方

①約 20cm×20cm に切った布を 2 枚用意する

② 3 方を縫い，裏返して袋にし，ゆったりめに豆を詰めて口をふさぐ

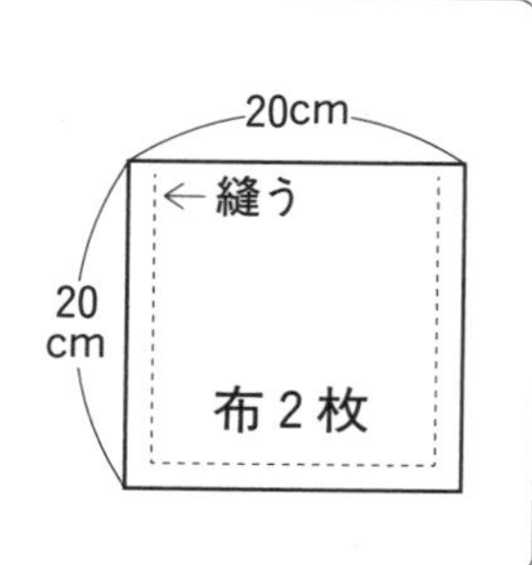

5　大輪投げ

◎人数

何人でも可能

◎用意するもの

大きい輪１つ（あれば３つくらいあるとよい）

◎方法

スタッフが両手を広げて的になり，参加者はスタッフの腕をめがけて投げる。うまく腕に輪を引っかけることができれば１点で点を競うこともできる。

立位でも，車イスに座ったままでもよい。

◎留意点

的の位置は決めておきますが，参加者のレベルにより，的であるスタッフが近づき，手を動かして入りやすいように動きます。

大きい輪の作り方

用意するもの

新聞紙４枚，ガムテープ，あれば紙テープやカラーのガムテープ

作り方

①新聞紙４枚を重ね，図のように4cm幅に折り畳んでいく

②端をガムテープでつなげて輪にする。回りをきれいな色の紙などで装飾していく

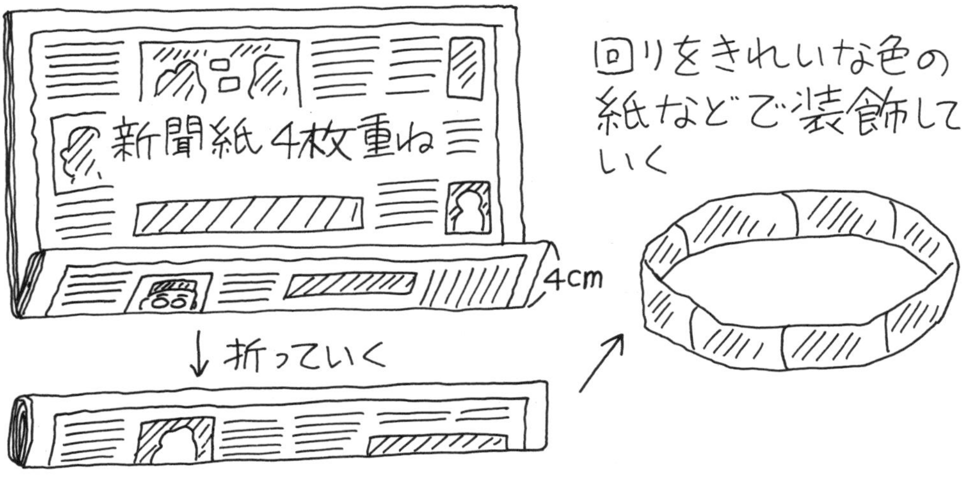

6　輪送り

◎人数

6人〜12人くらい。足が動く人ならば車イスの人が交じっていてもよい

◎用意するもの

小さい輪10個，全員の分のイス（または車イスに座れるように）

◎方法

A，B 2つのチームに分かれ，それぞれイスか車イスに座り1列に並ぶ。「よーいドン」で端の人から反対側まで，足で小さい輪を次々に送っていく。計5本の輪が早く送られた側の勝ち。

◎留意点

2つのチーム間に力の差がありすぎないよう配慮します。車イスから落ちないように，フットレストから足を降ろして座るなどの配慮をします。足が動かしにくい人がいたら，その隣にはよく動かせる人を配置するなどの配慮をすると，足の動きにくい人でも参加しやすくなります。

また，3回から5回ほど勝負して，どちらが多く勝ったかを競うとよいでしょう。

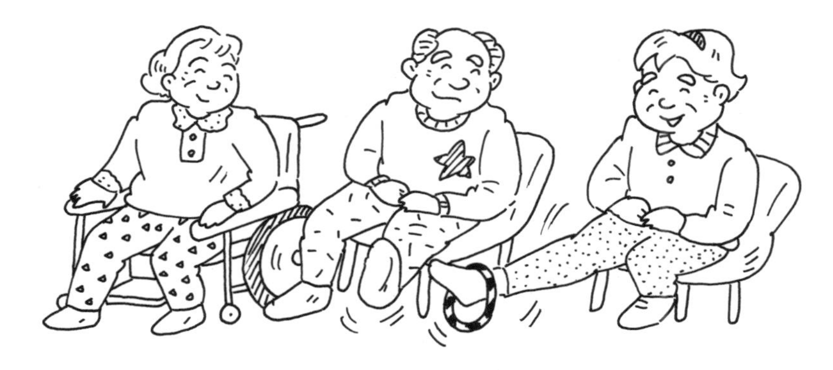

小さい輪の作り方

用意するもの

ロープ（日用大工店で販売している工事用のロープ），ビニールテープ

作り方

ロープを約40cmに切り，両端をビニールテープでつなぐ

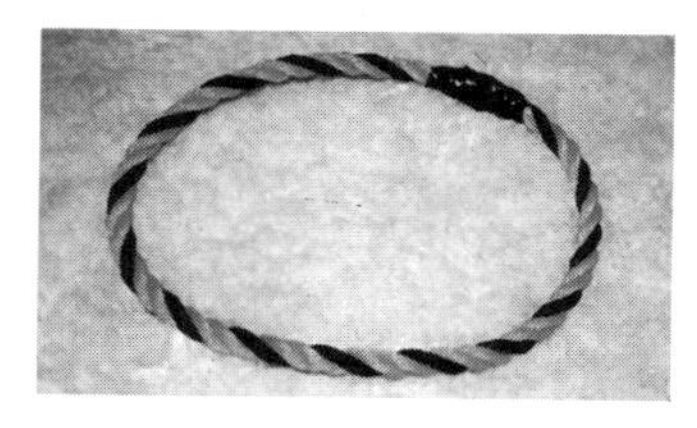

7　ボール送り

◎人数

6人〜20人くらいまで可能

◎用意するもの

大きなビーチボール（直径70cm以上），全員の分のイス（または車イスに座れるように），バックに流す軽快な音楽（例えば「天国と地獄」などをかけるか，スタッフが歌って，急ぐという雰囲気を出す）

◎方法

全員がイスに座り，隣の人と密着した間隔の円を作る。前に出した両足でビーチボールを支えながら隣の人に回す。落ちそうになったり，落ちたりするのを，はらはら，にこにこしながら楽しむ。

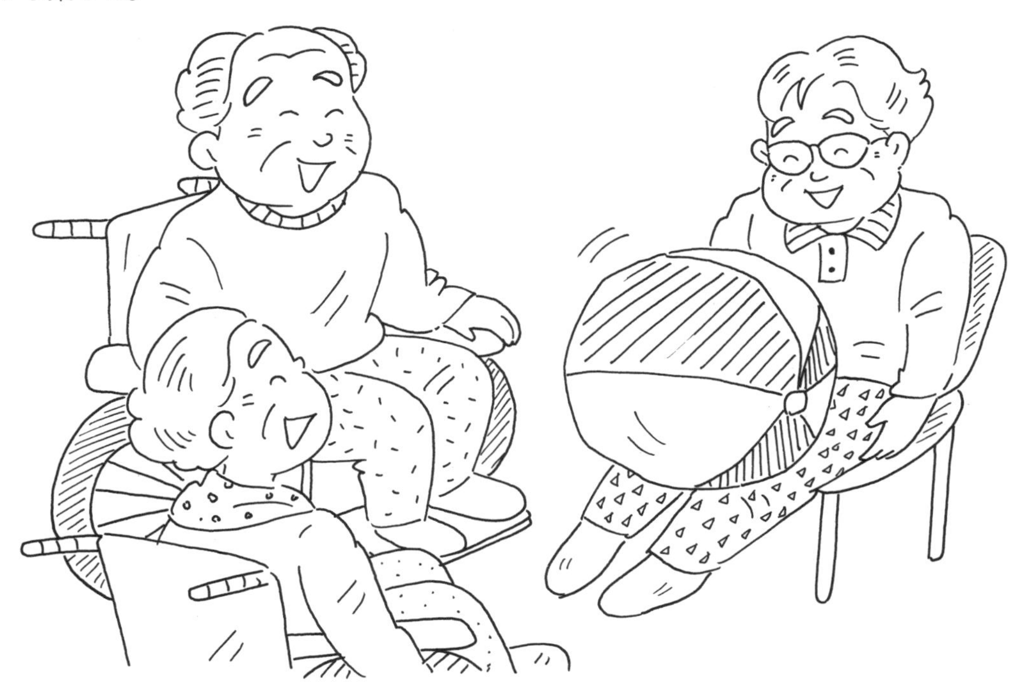

◎留意点

ビーチボールの空気を少し抜くと，楽にラリーが続きます。多少，訳が分からないままで参加している人がいても，ボールはなんとか回るので，多くの人が参加できます。落ちそうになって思わず手が出たりするのも，また楽しみです。

参加人数が多いと真ん中に空間ができて，ボールが床に落ちやすくなりますが，4〜6人くらいだと，輪が小さくなるので，真ん中まで足が届き，ボールが床に落ちないので，たやすく楽しめます。ビーチボールの大きなものがなかったら小さなものでも可能です。

8　ソフト卓球

◎**人数**

8人〜14人くらいまで可能

◎**用意するもの**

卓球台（または長机4台），ビーチボール，ひも（2mくらい），笛（審判用），全員の分のイス（または車イスに座れるように）

◎**方法**

図のように卓球台を作り，境界線としてひもをスタッフが持ち審判をする（ひもの高さは0cm〜20cmくらいで調節）。2チームに分かれ，卓球台の周りに座り，ビーチボールを手で打ち合う。相手の卓球台からボールを落とした側が1点入る。10点先取したほうが勝ち。

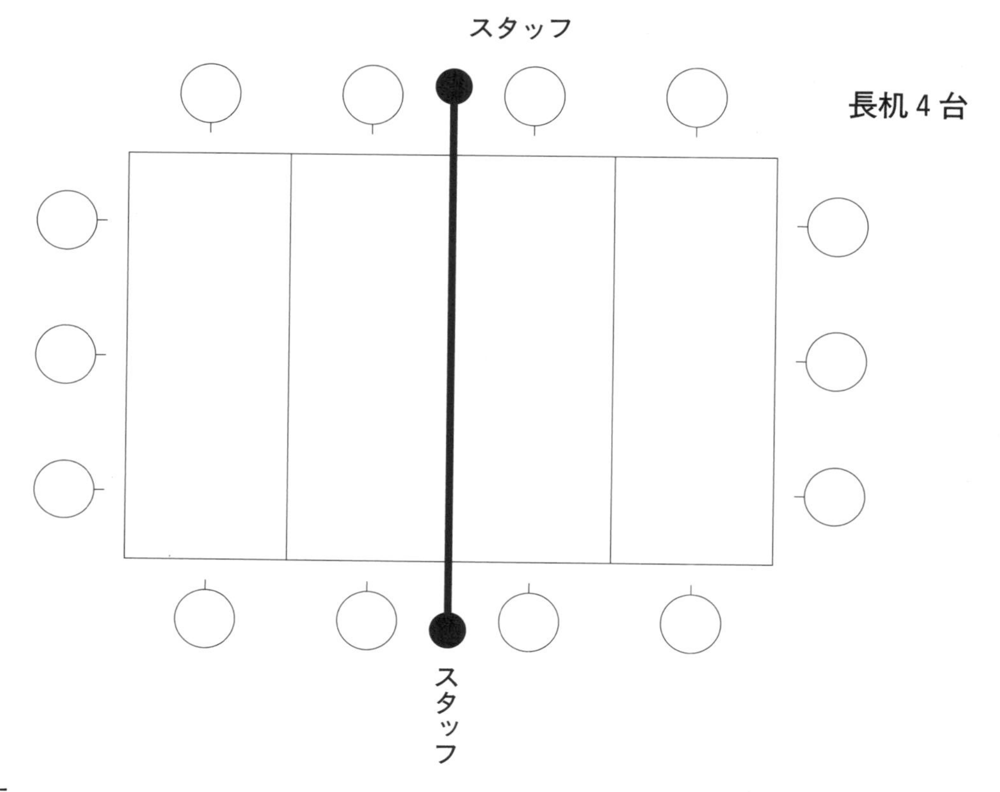

◎**留意点**

スタッフが足りない時は，境界線はひもを卓球台の中央にセロテープで貼り付けます。自分の前にボールが来ると，反射的に思わず手を出すことができる人もいて，思わぬ運動になることもあります。

しかし動きが悪くなっている人の場合，参加人数が多いと，まったく手を出さずにゲームが進んでいくことが多く，そのような場合には人数を減らすなどの配慮が必要です。

9　ひも作り

◎人数

何人でも可能

◎用意するもの

新聞紙

◎方法

3分間，新聞紙を手で破り，できるだけ長いものを作る。

重度認知症の人が交じっている時は，破る作業ができそうな人を代表に選び，他の人は周りで見ていてもらう。

全員ができそうなら，いっせいに新聞を破り，3分間経過後，床に並べて長さを競う。

◎留意点

重度認知症の人でも，破るという活動はできるので，他の人と一緒になって破ってもらいます。しかし，競うことは理解できないことも多いので，破ること自体を自由に楽しんでもらうようにすればよいでしょう。

10　タオルボールで追いかけっこ

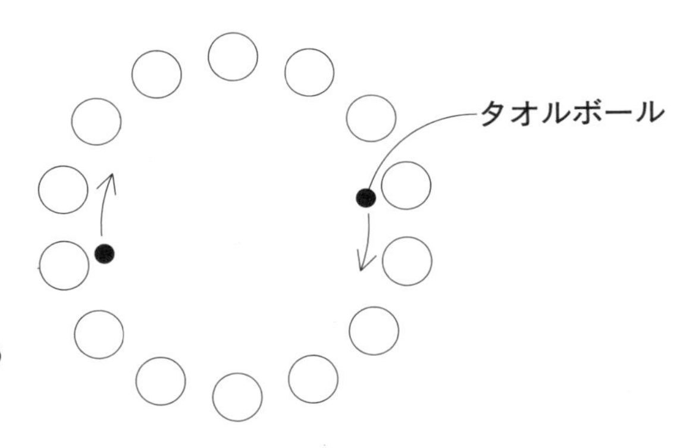

◎人数

何人でも可能

◎用意するもの

タオルボール2個（作り方は58頁参照），全員の分のイス（または車イスに座れるように）

◎方法

全員がイスに座り，円を作る。タオルボール2個を対称の位置にいる2人に渡し，「よーいドン」でそれぞれ時計回りの方向に渡していく。後から追い越された人の負けになる。その負けた人は，罰ゲームとして，好きな歌を歌う。

◎留意点

渡すという意識のない人も，つられて回したり，隣の人の助けによって回せるので，片マヒの人や，重度認知症の人も参加できます。また，歌の苦手な人にとっては罰ゲームはつらいでしょう。そういう場合は，楽しさを盛り上げるように，スタッフが先導して歌い出して，他の参加者が一緒に歌うように配慮しましょう。

ボールの代わりにタオルを使うのは，手に優しく，よいアイディアです。（これは福井医療技術専門学校のリハビリ科の学生さんが，私の授業で考案したゲームです）

11　タオルでキャッチボール

◎**人数**

何人でも可能（車イスの人も）

◎**用意するもの**

タオルボール1個，全員の分のイス（または車イスに座れるように）

◎**方法**

参加者に向けて，タオルボールをボールのように扱い，受け渡しをする。参加者の並び方は，円でも，列でもなんでもよい。

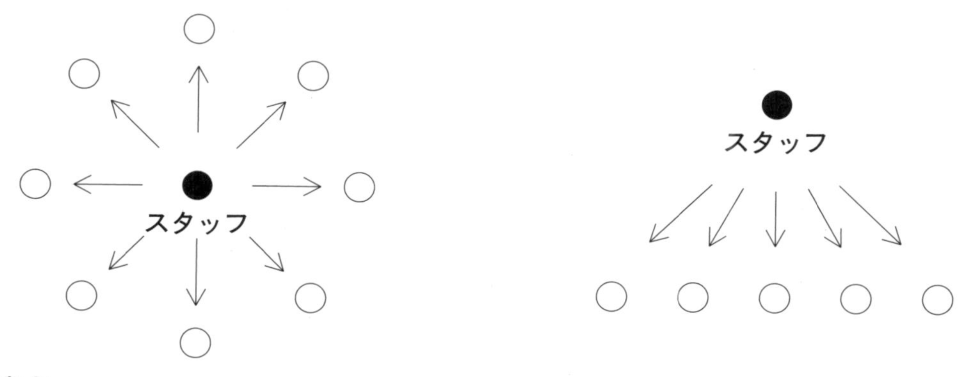

◎**留意点**

タオルボールをパスする時に，その対象者であるお年寄りの目をのぞき，名前を呼ぶことで「あ，ボールが来るな」と次の行動を予測しやすくなります。

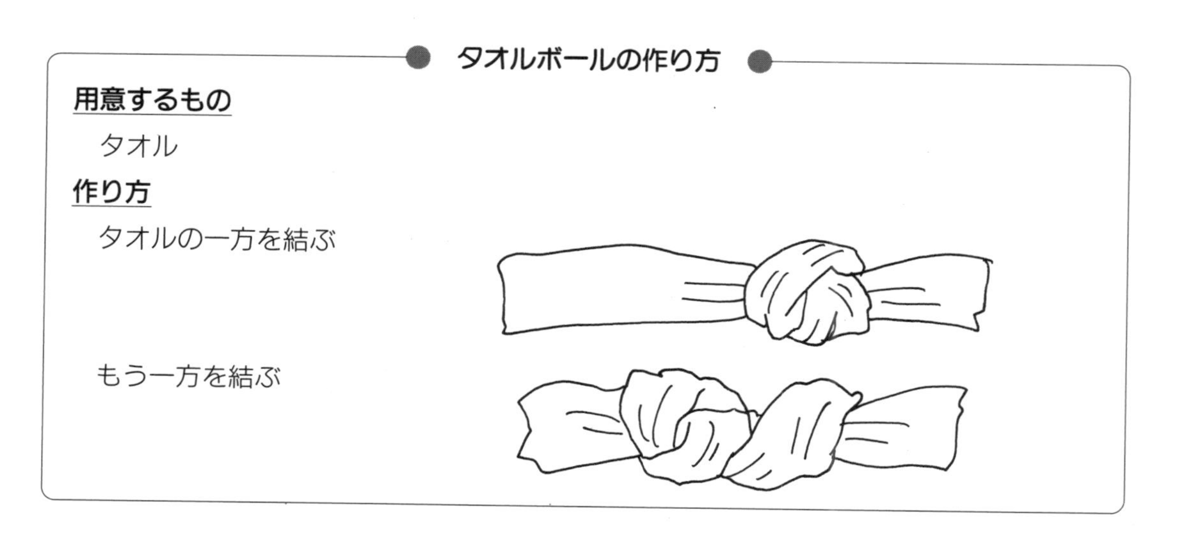

タオルボールの作り方
用意するもの
タオル
作り方
タオルの一方を結ぶ
もう一方を結ぶ

12　糸まきまき

◎人数

何人でも可能

◎用意するもの

20cm に切った水道ホースを4本，毛糸（太）2m〜5m を2本

◎方法

毛糸の両端を水道ホースに縛り，一方から反物を巻くように巻いていく。2人でどちらが早く巻き取れるかを競争する。A，B 2チームの対戦にして，1組ずつ対戦していってもよい。立位でも，イスに座ってもよい。

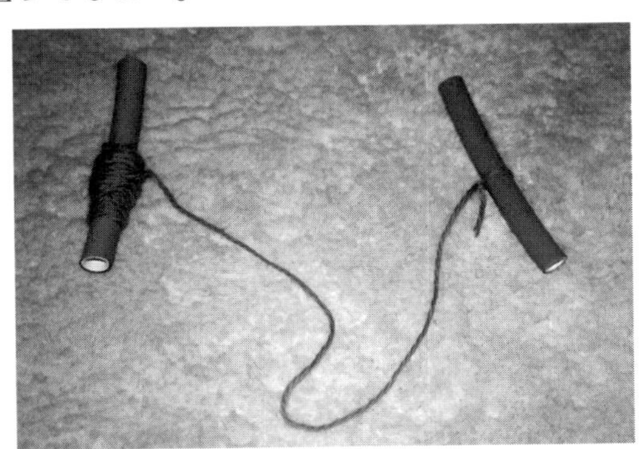

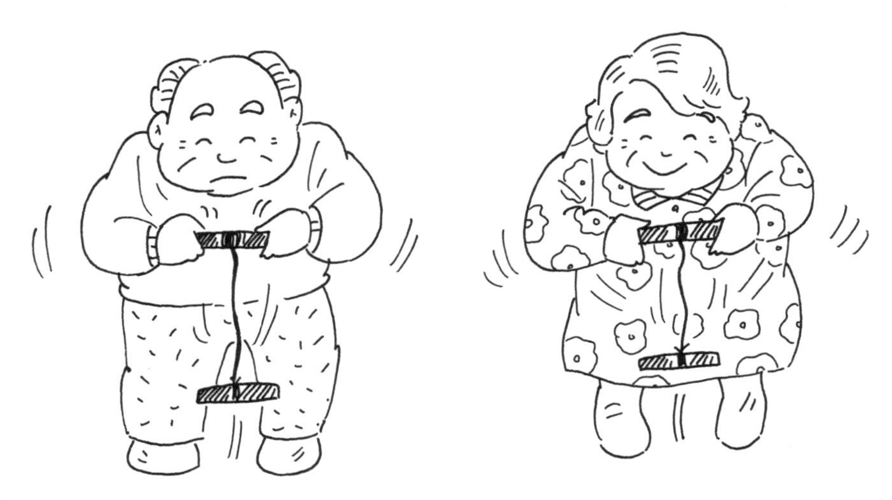

◎留意点

チームの対戦をすると連帯責任になるので，片マヒの人や，手が不自由な人などがいる場合は，チーム対戦は避けるほうがよいでしょう。

また，反物の巻き方が難しい場合は，自由に巻いてもよいことにするなど，自由にルールを変えていきます。毛糸の長さは，参加者のレベルに応じて決めればよいでしょう。

13　野菜こっちこい

◎人数

何人でも可能

◎用意するもの

野菜（ボールなどでも可能），かご２個，毛糸２m〜５mを２本，ラップの芯２本

◎方法

野菜を乗せたかごの端に毛糸を結び，もう一方の端をラップの芯に結びつけておく。

イスに座った人が，かごの野菜を落とさないように毛糸をラップの芯に巻き，かごを自分の方に引き寄せる。これを２人同時に行い，速さを競う。

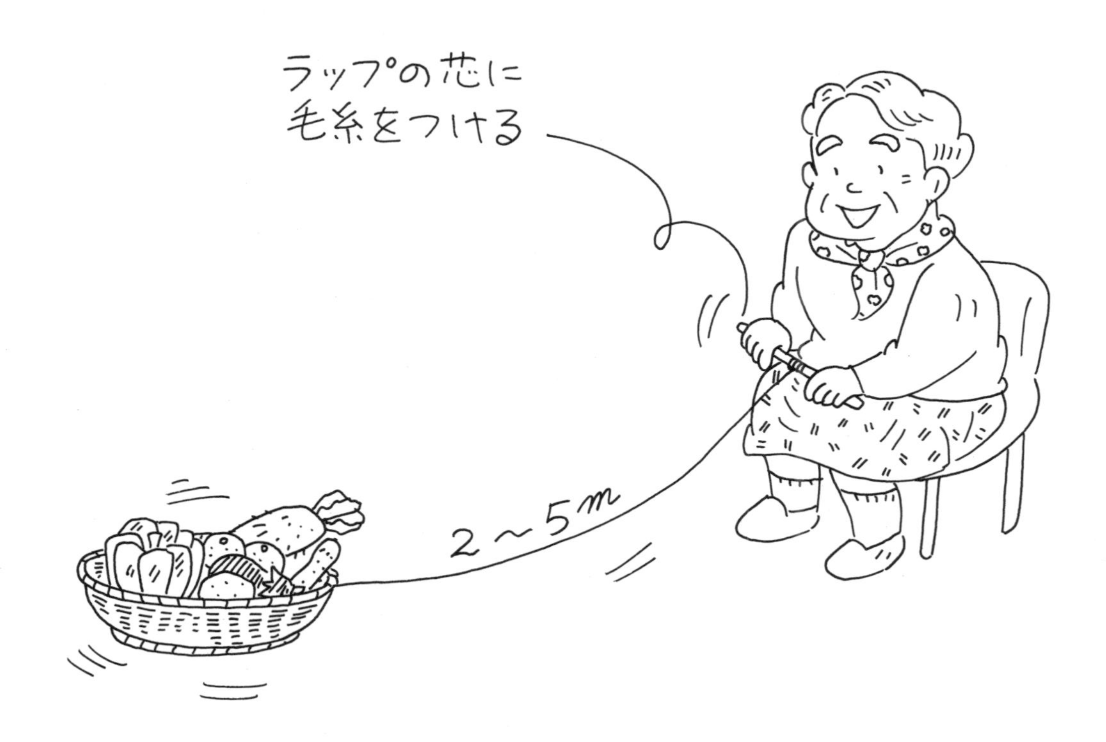

◎留意点

２人同時に行う場合は，２人が同じようなレベルの人であることが望ましいです。また，巻き方は，反物を巻く時の方法でも，糸巻きの方法でもよいですが，どちらかに決めておきましょう。

施設で生活するお年寄りは，長い間野菜など見ていない場合も多いので，かごの上の物をテーブルの上に置き，お年寄りに手で触れてもらうと，話題が広がり，楽しさが増すでしょう。

14　筒ヒコーキ

◎**人数**

何人でも可能

◎**用意するもの**

折り紙（１人１枚）

◎**方法**

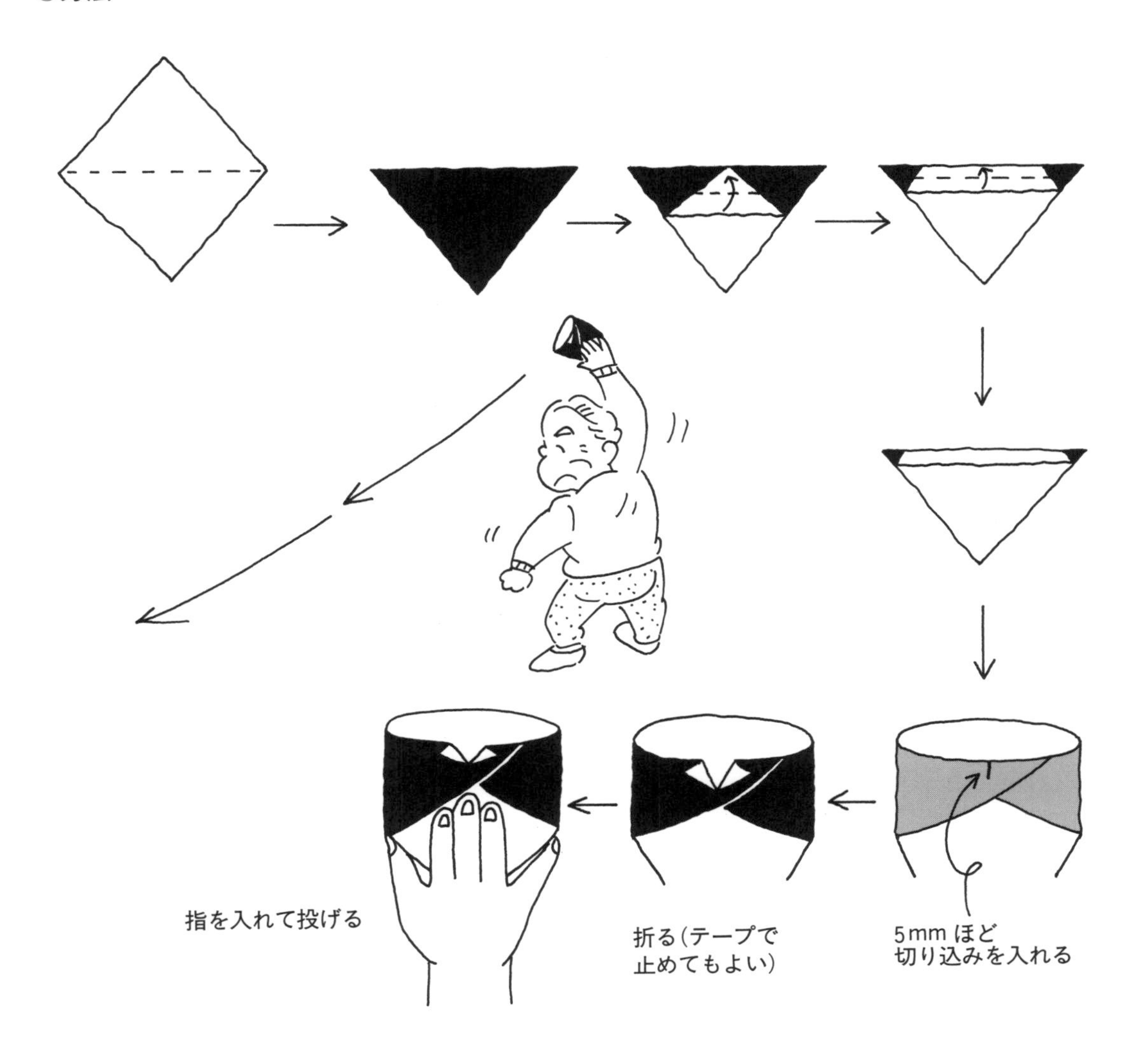

◎**留意点**

ヒコーキを折るのは重度認知症の人には無理な場合が多いので，その時はスタッフが手伝い，飛ばすのを楽しんでもらいます。これは簡単でよく飛ぶヒコーキですので，子どもにも大人気です。松山市の末光五三氏から教わりました。

15　大きな風船で円陣パス

◎人数

6人〜10人くらい

◎用意するもの

大きな風船(膨らます前の大きさが縦15cm×横10cm程度のもの) 2つ，全員分のイス(または車イスに座れるように)

◎方法

隣の人と50cm以上離れて円を作って座る。最初は1つの風船でパスをする。慣れてきたら，風船を2つにして行う。

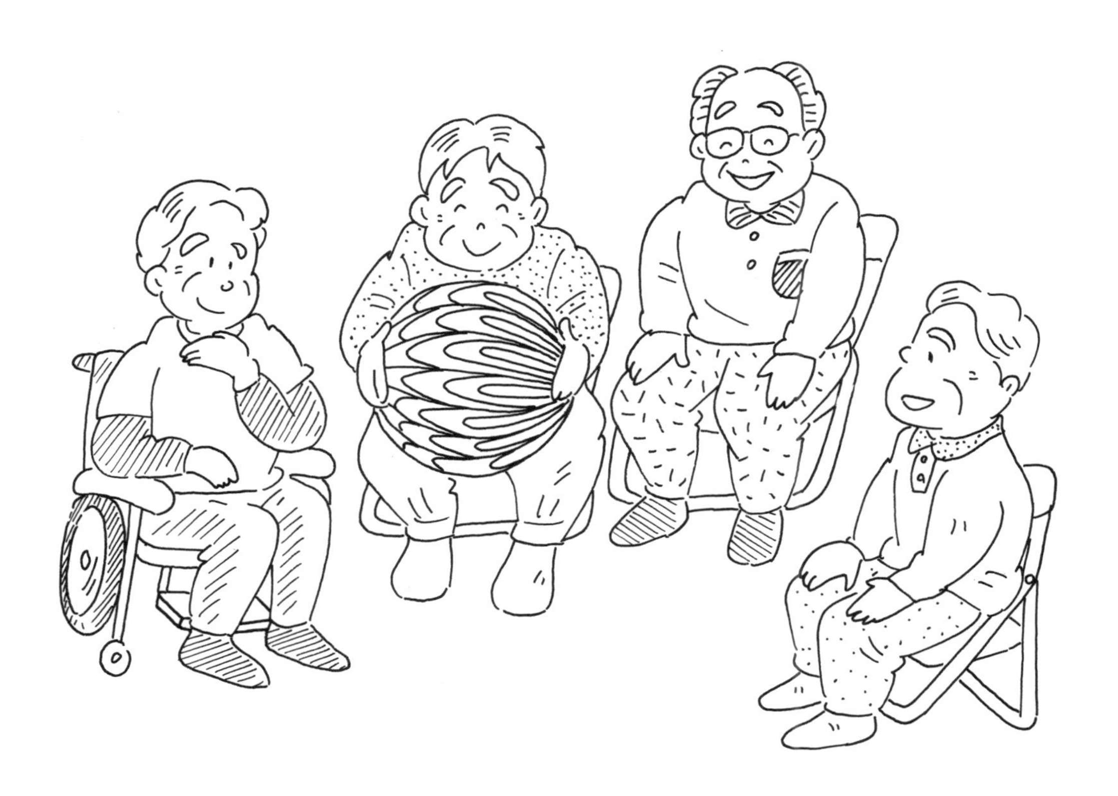

◎留意点

イスから転げ落ちないように注意します。車イスの人は，フットレストから足を降ろしてしっかりと座るようにしましょう。

大きなビニールのボールを使う時は，重さがあるので，自然に手や足が出て，思わず打ってしまうこともあります。ルールにこだわらずにラリーを楽しめるといいですね。

16　小さな風船を使ったラケットパス

◎**人数**

4人〜10人くらいまで

◎**用意するもの**

全員分のラケット*，風船2個，全員分のイス（または車イスに座れるように）

◎**方法**

隣の人と50cm以上離れてイスに座り，円を作る。ラケットで1個の風船を打ち合う。慣れてきたら風船を2個にする。

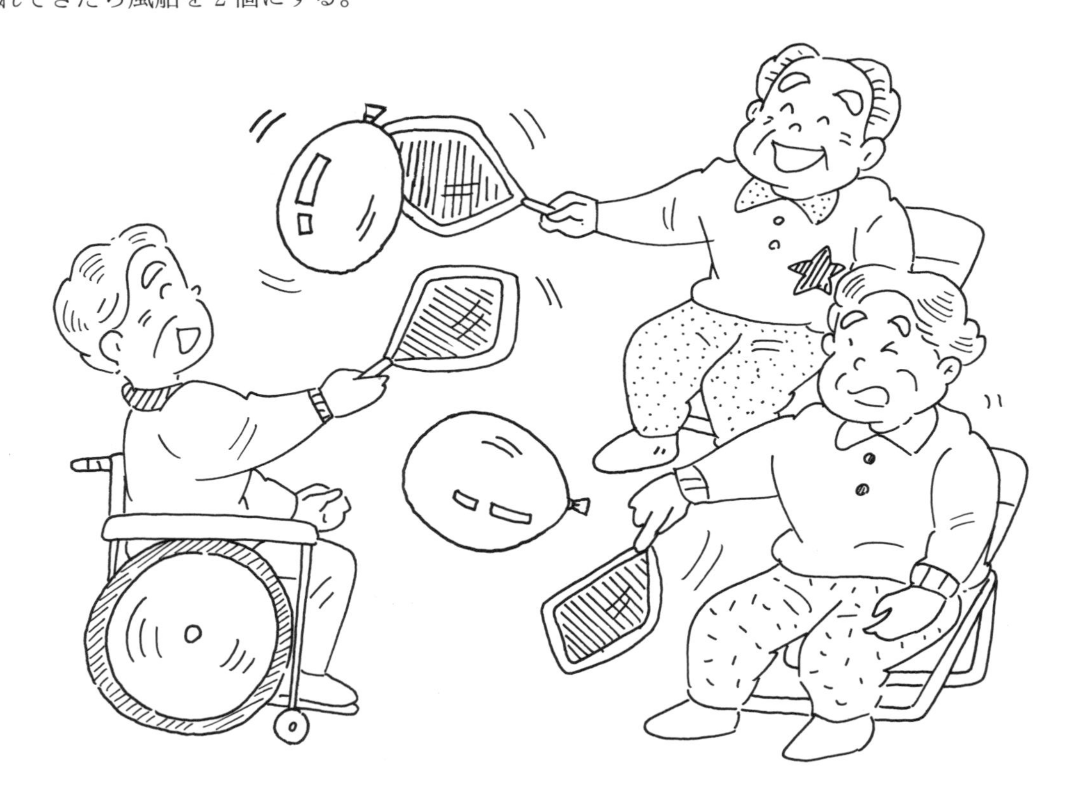

◎**留意点**

車イスの人や，歩くのが困難な人を続けて座らせず，合間合間にスタッフや，動ける人を入れると，風船をカバーしやすくなり，ラリーが続きます。こんな単純なものが，思いもかけず楽しいものです。

＊ラケットはおもちゃのミニラケットなど，身近にあるものを使ってください。ハンガーとストッキングを利用したラケットの作り方は，拙著『重度痴呆のお年寄りのレクリエーション援助』（黎明書房，44頁）にも掲載しています。

17　豆運び

◎人数

何人でも可能。ただし箸が使える人に限る

◎用意するもの

割り箸，皿，豆（カットした野菜でもよい）

◎方法

２人ずつ「よーいドン」で，お皿の豆を別の皿に移し，速さを競う。

◎留意点

異食*の人には特に注意すること。参加者に異食する人が含まれている場合は，にんじんを大きめにカットしたものや，おかきなどの食べても困らないものを用いましょう。

箸は滑りにくいように割り箸を使います。長い間使い慣れた箸を用いて行うので，箸が使える人には楽しめる競技です。

●語句の説明

＊異食（いしょく）

普通食物とされていないものを好んで食べることを言います。異常な食行動の１つで，例えば紙くず，入れ歯，土，ゴミ，便などを口に入れたりします。

V
体　操

人間は，体を動かさないでいると，驚くほど早く関節などがかたまってしまい，動かしにくくなります。動かせなくなると，五十肩のように腕が上がらなくなったり，股が開かなくなったり，たいへん困る状態になります。しかし，毎日少しずつでも動かしていると，柔軟性が増してスムーズな動きが維持できます。

この章で紹介する3つの体操は，それぞれ短く簡単にできるものばかりです。1人の人につき，毎日1種類だけ行えばよいでしょう。同じ体操を毎日行うことで動きを覚えてしまい，より楽になります。

特に「2　リハビリ体操」と「3　タオル体操」には付属のCDに音楽伴奏が入っていますので，楽しみながらできるでしょう。また「1　寝たままする体操」は，介護されている人だけでなく，健康な方でも，夜寝る前や朝起きた時に，ふとんの中で行うことを習慣にしていただくとよいでしょう。

とにかく気長に楽しく行ってください。

●体操の注意点

- 体操する時は，音楽にあわせて，ゆっくり，楽しく行ってください。
- 人により，体力や柔軟性が違いますので，無理させないようにしてください。
- 介助する人は，介助を必要とする人の様子（表情など）を見て，無理になっていないかチェックしてください。
- 体操は短いものですが，毎日続けると効果が上がります。

1　寝たままする体操

元気な人は自分で，寝たきりの人は介護者が介助して行ってください。

反応が少なくなり，自分から起き上がろうとしなくなっても，寝たきりにならないように，できるだけ車イスに移乗して過ごすことは大切なことです。最低食事の時に3回起こして食堂で食べる，それだけでも，体を動かすので関節拘縮*の予防になります。

しかしそれだけでは，動かし方が一方的なので関節が固まってきます。それを予防するために，寝たままでできる体操を毎日1回以上はしましょう。これはストレッチ体操ですから，ゆっくりと行い，1つの動作を3分間くらい続けます。

痛がる人は，ちょっと痛いというところで止めて，無理矢理伸ばさないでください。1日1回だけでも，体の拘縮を防ぎます。そして，余裕のある人は1日3回くらい行ってください。

これは，寝て行うので，足元がふらつく人でも，元気な人でも，寝たきりになりそうな人でも，どんな人が行っても楽にできて効果が大きい体操です。

●語句の説明

＊関節拘縮（かんせつこうしゅく）

関節を動かさないでいると起こる症状で，関節が固まって動きにくくなり，曲がったまま，または逆に伸びたまま曲がらなくなることなどをいいます。これは，多くは動かさないでいるために起こる，関節周囲の結合組織の短縮により起こるといわれています。

例えば，脳卒中などでマヒがある場合は，みんなが関節拘縮になるのではなく，周りの者が動かせば，関節は弾力性を失わず，拘縮を予防できるのです。

①胸の上で両方の手の指を組み，組んだまま顔の上に持っていきます。重力の力で下に下がろうとするので，起きて行うより楽に上がります。手を上げたまま３分間くらい続けます。片マヒの人は，利き腕を使いもう片方の腕をゆっくりと持ち上げます。呼吸をゆっくりして楽な気持ちで行います。

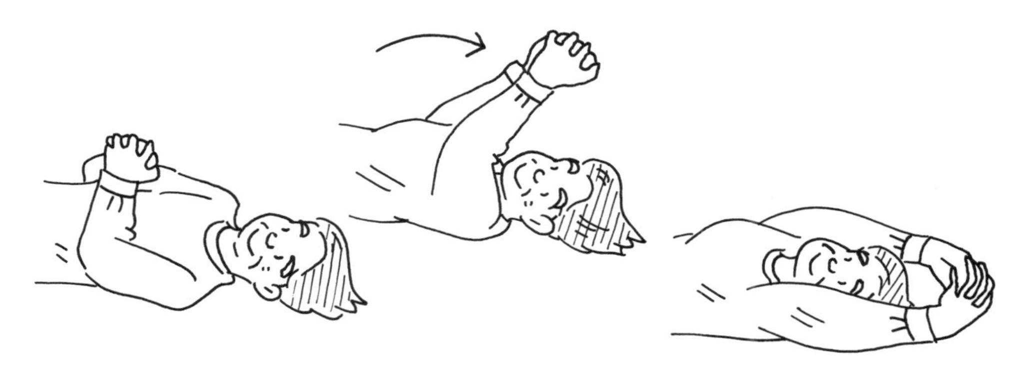

②両足の裏を合わせてつけると，膝が開きます。これも重力が働き，次第に股が開くようになります。やはり３分間くらいそのままの状態を続けます。最初はただ足の裏を合わせただけでも，次第に柔らかくなるので，足を合わせた部分を上に持っていき膝を開くようにします。

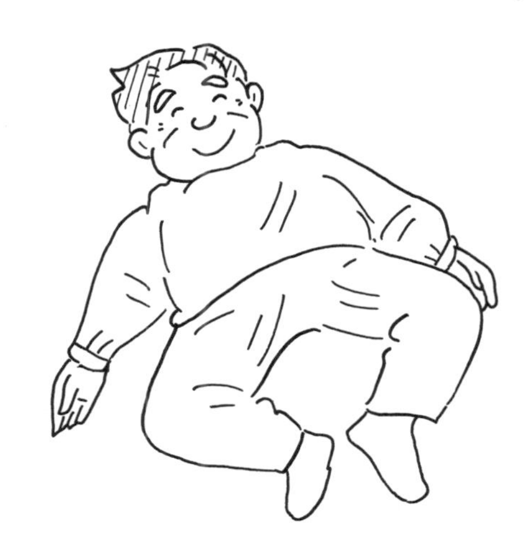

③寝たまま片足を上げます。できたら10秒から30秒くらい上げていてください。

　できたら反対側の足を上げます。自分でできない人は介助者が介助して行います。

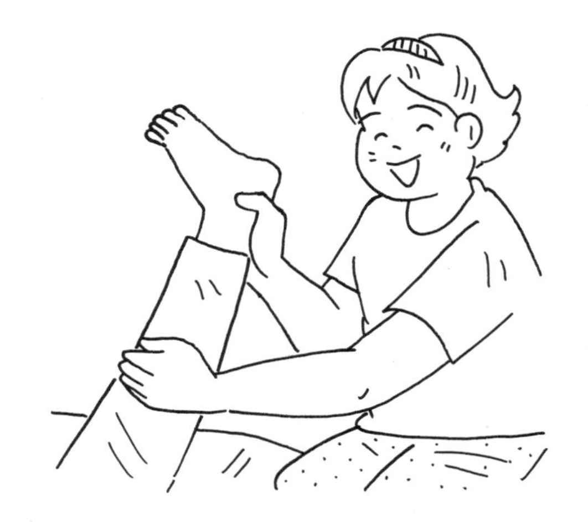

④寝たまま，足首を伸ばしたり縮めたりしてアキレス腱を伸ばします。自分でできない人は介助者が介助して行います。

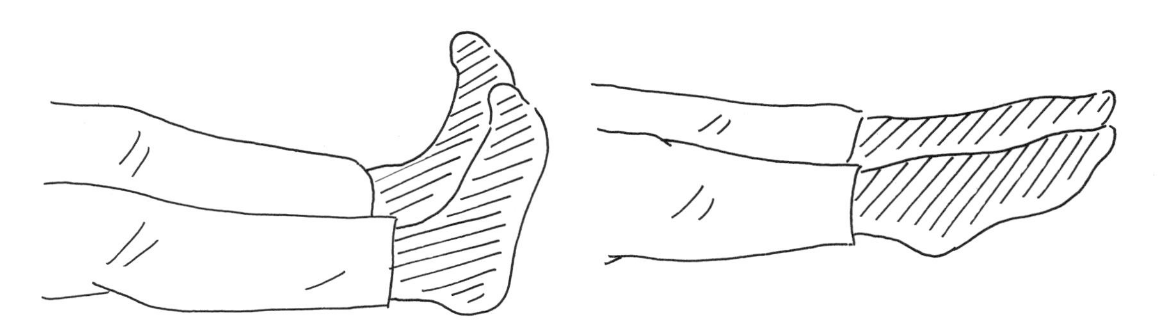

⑤膝を立てて腰を浮かします。これは，歩く時の筋肉を強くしますし，万が一オムツになった時に，腰を浮かせることができるので介護者が楽になります。

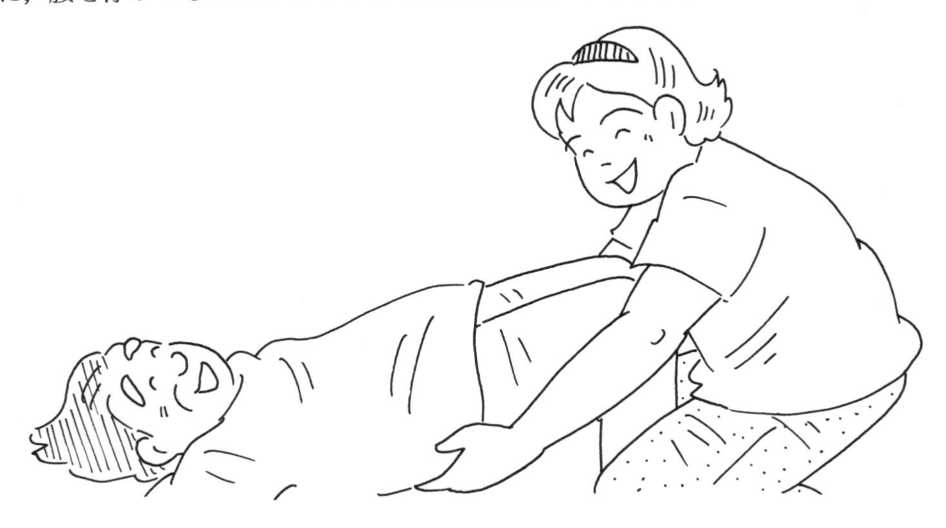

2　車イスの人も一緒にできるリハビリ体操　付属：音楽付き CD－①

もともとリハビリテーション（略してリハビリ）には「再び生活に戻る」という意味がありますが，お年寄りの場合リハビリをこのように狭い意味で捉えることには無理があるようです。ここでのリハビリとは，今ある状態を保ち，少しでもそれを維持するという意味で使っています。

この体操は車イスやイスに座ってできるものですし，激しい運動ではありませんので，心臓の悪い人や片マヒの人などもこれなら楽に体操ができます。また付属 CD の①には「鉄道唱歌変奏曲」の音楽に合わせて動き方を説明した私の声が録音されていますので，この CD をかけながら体操を行ってください。

こんにちは。リハビリ体操の時間です。元気な人は立って，ふらつく人はイスに座りましょう。車イスの人もご一緒に。楽しく体操しましょう。

①最初は，手のひらを強くこすります。ごし，ごし，ごし，ごし…。

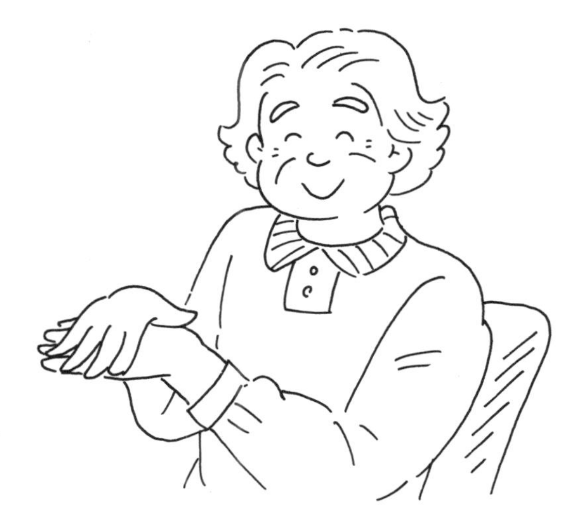

②はい，両手を前に出し，手を開いたり閉じたりしてグー，パー，グー，パーをしましょう。さいしょはグーです。グー，パー，グー，パー…。

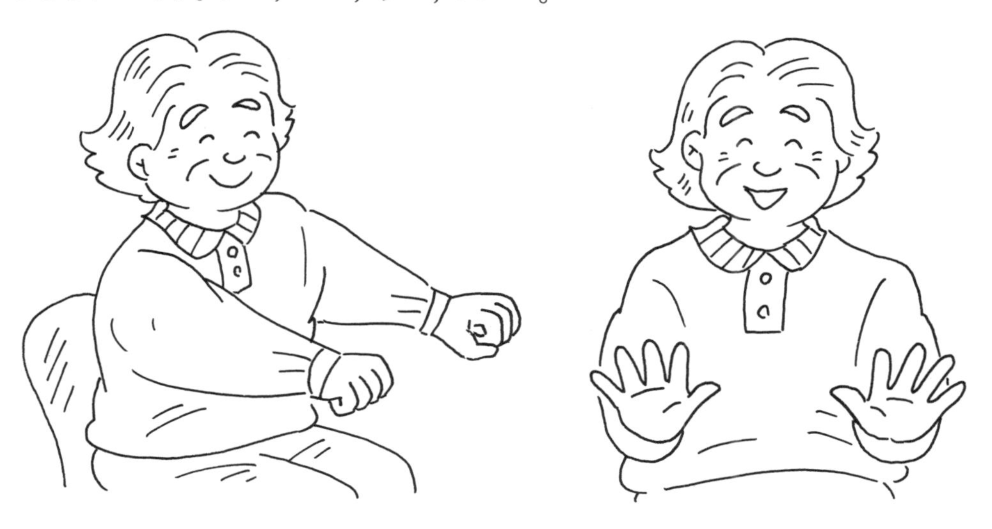

③次は手拍手です。トン，トン，トン，トン…。

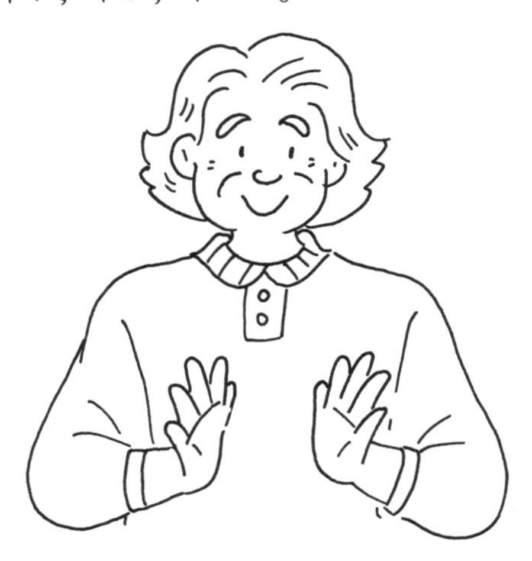

④次は両手をそろえて，まず上に上げます。上に上げます…，その手を真横に下ろしてください…，前でそろえます…，ひざに下ろします… **〈もう一度繰り返す〉**。

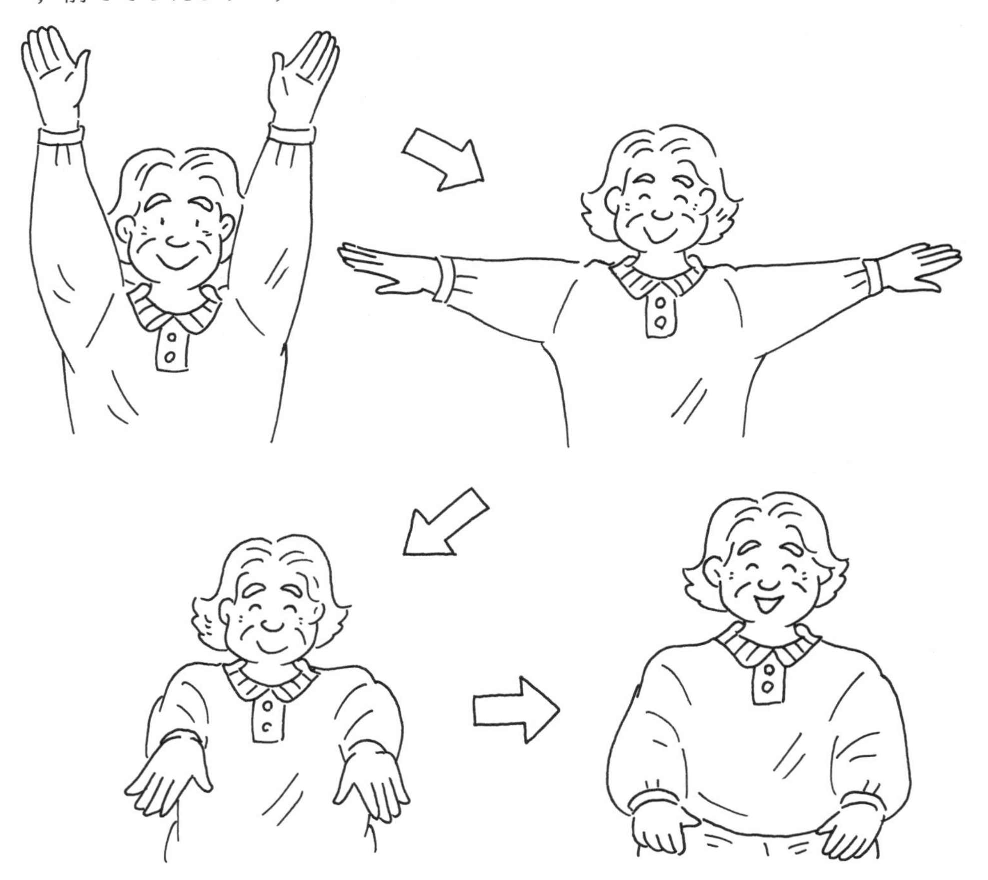

⑤はい，では，手のひらで，ももをたたきます。トン，トン，トン，トン…，その手をすねの方に下ろしていってください…，またももの方に上げてきます…。

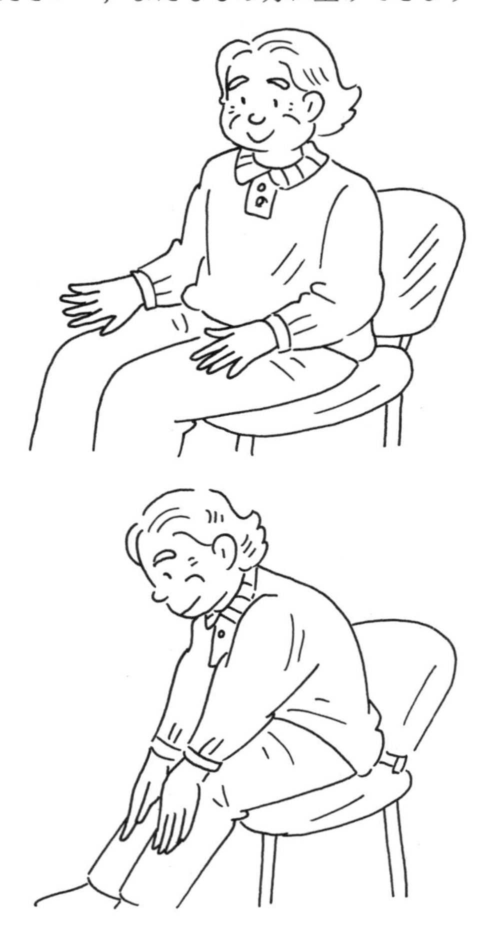

⑥（立っている人はイスに座ります）
はい，体を起こしてください。ひざから下を上げます。しっかりイスをつかんで落ちないようにして，右足から上げます。右足を上げます…，下げて反対の足を上げます…，また右足です…，左足です… **〈もう一度繰り返す〉**。はい，足をそろえてください。

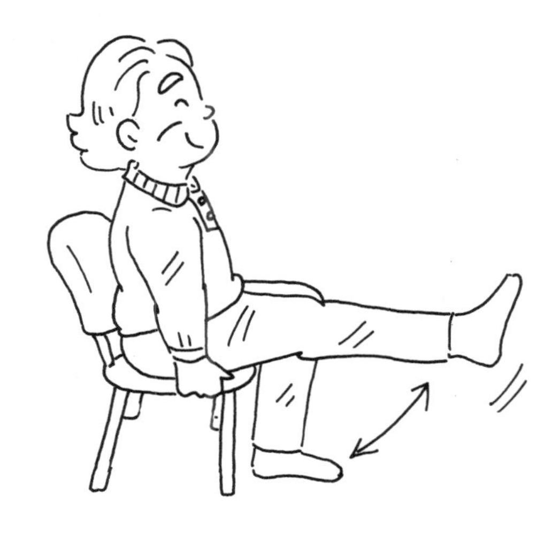

⑦次は首の体操です。イスをしっかりつかんで，まず上を見ましょう。上を見てください…，右に倒してください…，下を見てください…，左に倒してください… **〈もう一度繰り返す〉**。

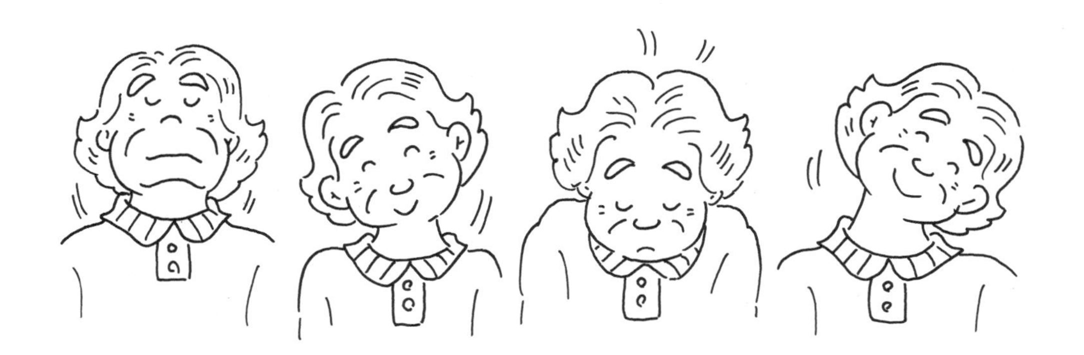

⑧はい，次は肩たたきです。右手でこぶしを作り，左肩をたたきます。手が届かない人は，反対の手でひじを支えましょう。トン，トン，トン，トン…，手を変えて反対側をたたきましょう。トン，トン，トン，トン… **〈もう一度繰り返す〉**。

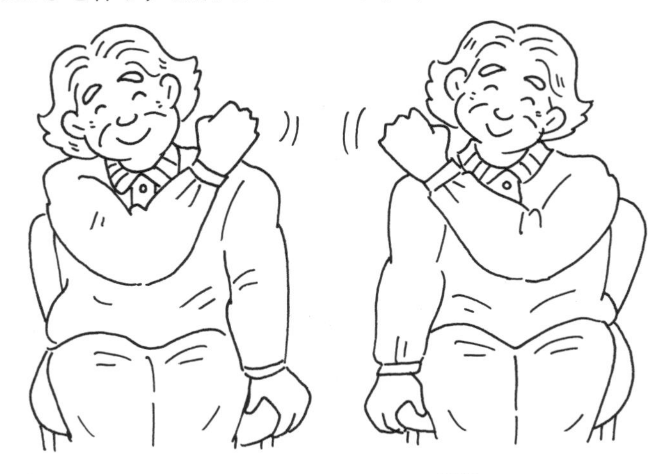

⑨次はイスに座ったまま，後ろを振り向きます。背もたれをつかんで振り向きましょう。まず，右後ろから見ましょう…，戻して，今度は左後ろを振り向きましょう…，体を前に戻します。

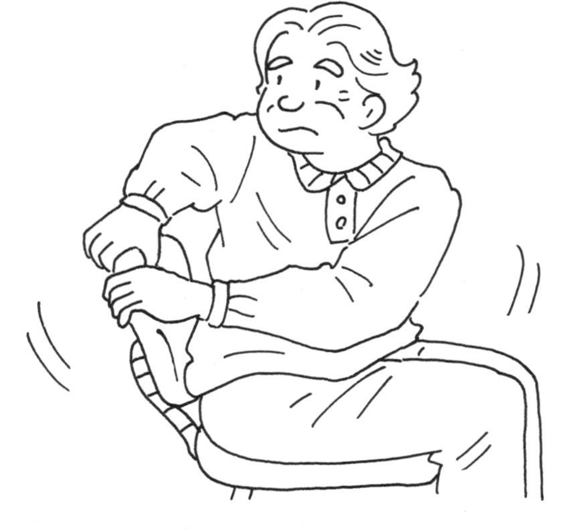

⑩次はひじを曲げて，そのひじでわきをたたいてみましょう。トン，トン，トン，トン…。

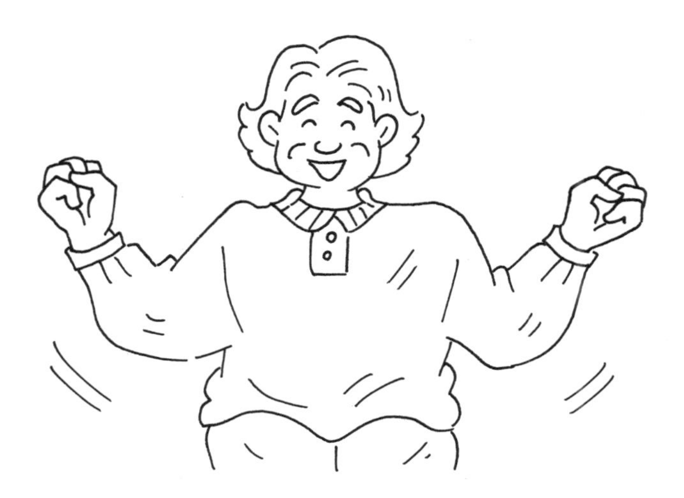

⑪はい，最後に両手を上げて大きく伸びをします。伸びてください…，下ろしてください…〈**もう一度繰り返す**〉。

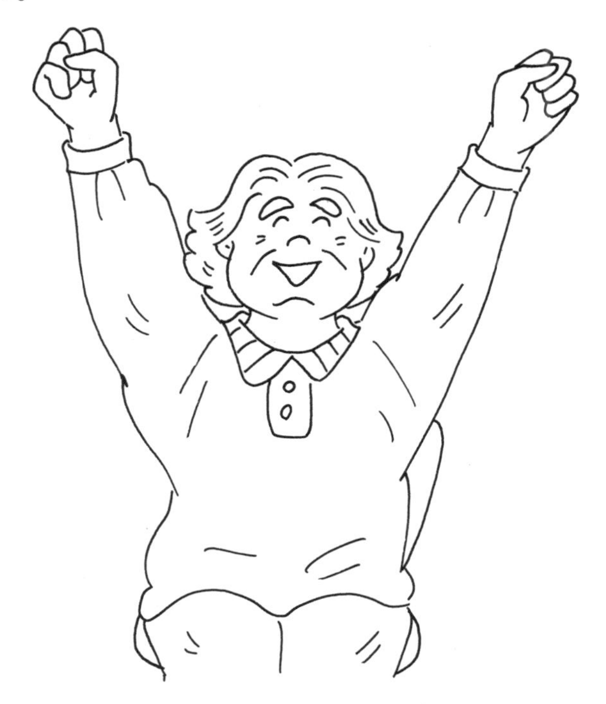

これで本日のリハビリ体操は終わります。気持ちよくできましたか。毎日無理せず，楽しく続けましょう。それでは，また明日。

3　車イスの人も一緒にできるタオル体操　付属：音楽付き CD－②

タオルや手ぬぐいを使って体操をすると，片マヒの人は，一方の手の動きにつられて動くことがあります。立ってできる人は立ったままで，またふらつきがちの人はイス（または車イス）にしっかりと座って行いましょう。

関節がかたくて，普通のタオルでは届かない場合は，少し長めの布を用いてください。ゆっくりと体を伸ばしましょう。楽しく毎日行いましょう。付属 CD の②に，「山田耕筰赤とんぼの主題による 5 つの変奏曲」の音楽に合わせて動き方を説明した私の声が録音されていますので，この CD をかけながら体操を行ってください。

こんにちは。タオル体操の時間です。薄着になっていますか。片マヒの人も，車イスの人も，ゆっくり伸び伸びと体操しましょう。

①まず，タオルの両端を握って，前に出してゆっくりと上げましょう…，下ろします…，もう一度上げます…，下ろしてください…。

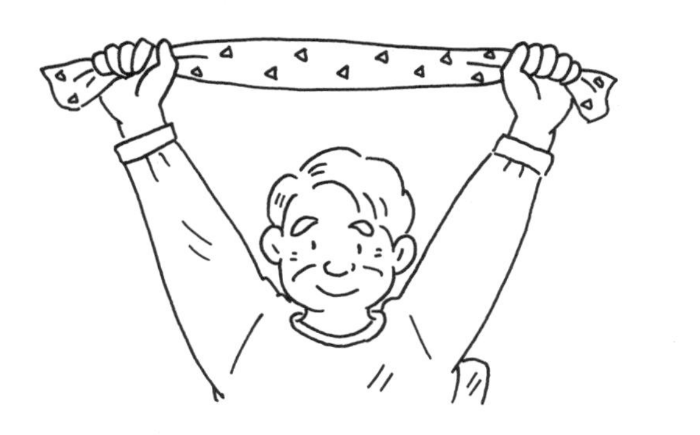
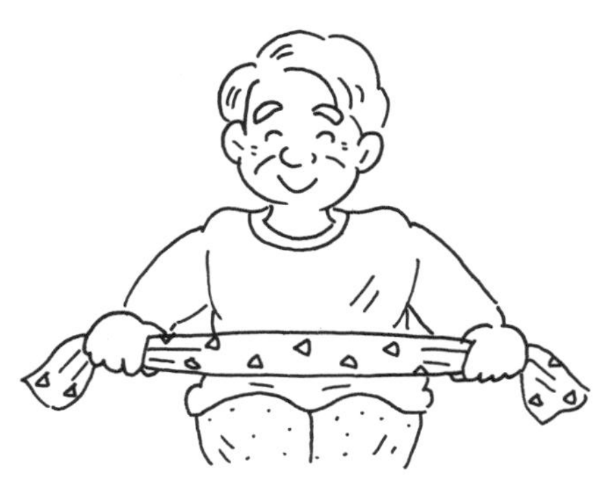

②次は，右ななめ上です。右ななめ上に上げてください…，下ろします…，次は左ななめ上です。上げます…，下ろしてください…。

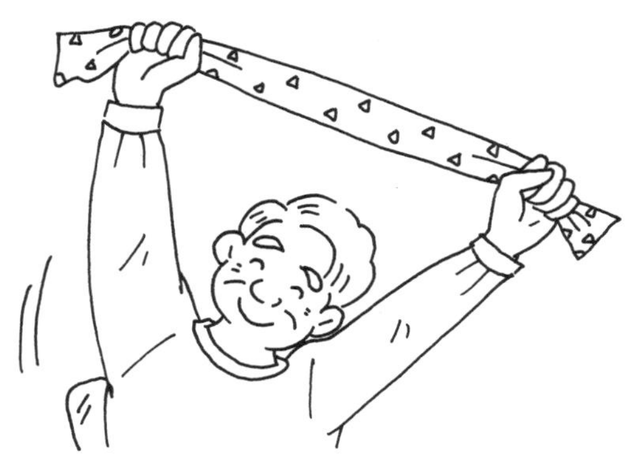
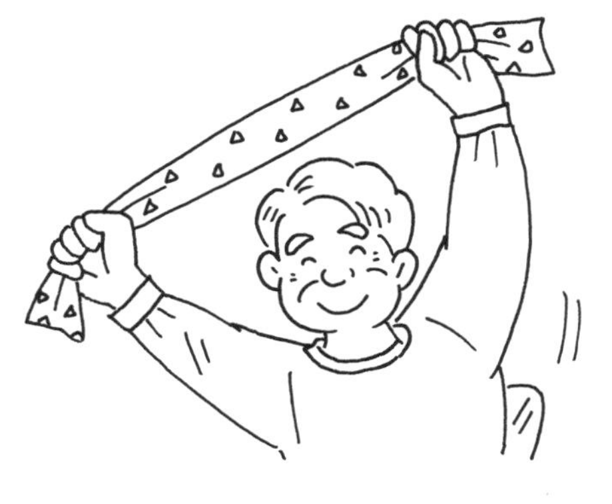

③タオルを４つに折ってください。それを右手に持って，肩たたきをしてみましょう。まず，タオルを右手に持って，左肩をたたきます。トン，トン，トン…，タオルを反対の手に持ちかえてたたきましょう。トン，トン，トン…。

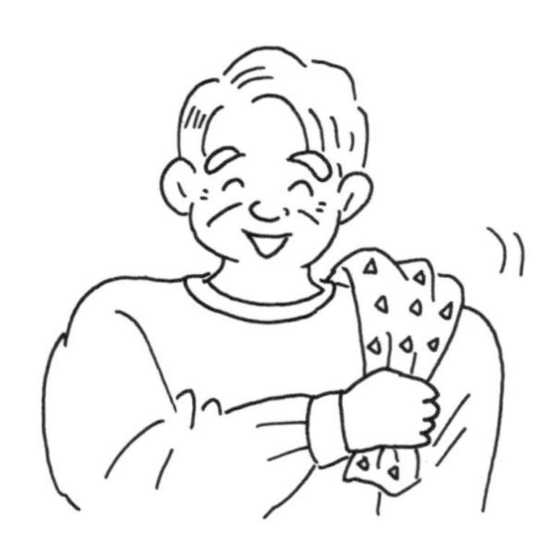

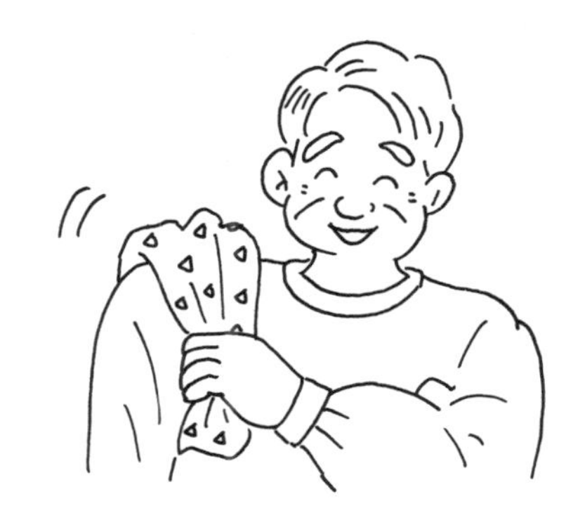

④次は，お風呂で背中を洗うように，タオルを背中に回してみましょう。片方が上で，もう一方が下になっていますか。やりにくい方は，スタッフに手伝ってもらってください。用意はいいですか。では，上に引っぱってください。上に引っぱって…，下に引っぱってください…，また上に引っぱります…，下に引っぱります… **〈もう一度繰り返す〉**。

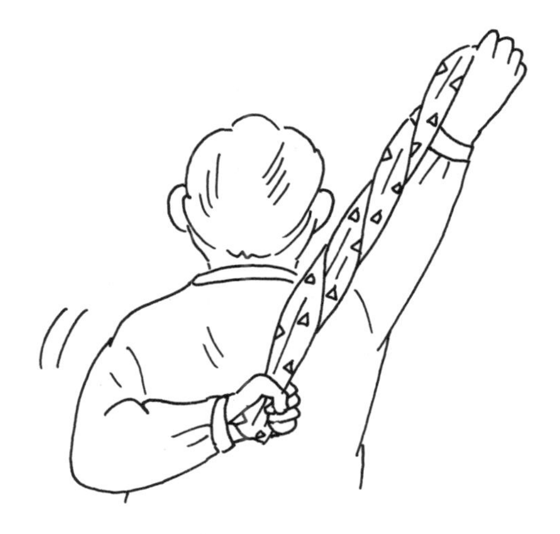

⑤はい，今度は，手を上下反対にしてください。やはり上に引っぱる方から行います。上に引っぱってください…，下に引っぱってください…，また上に引っぱります…，下に引っぱります… **〈もう一度繰り返す〉**。

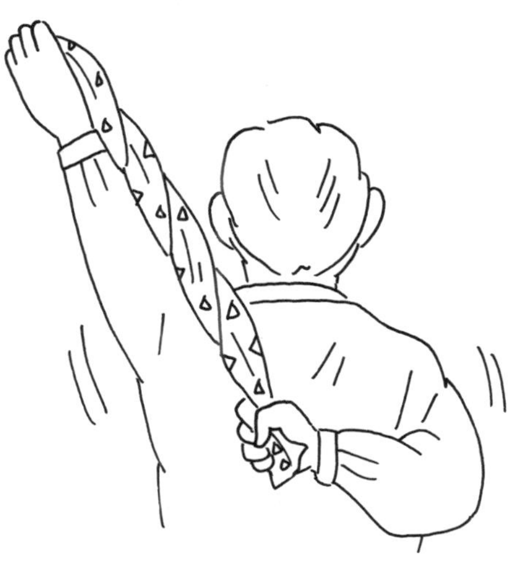

⑥タオルを前に戻してください。では，そのタオルの一方の端に，１つ結び目を作ってください。大変な方は手伝ってもらってください。結ぶのもリハビリになりますね。ほどけないようにきつく結んでください。準備はいいですか。では，タオルを右手に持って，手を大きく振り回して，結び目で背中をたたいてみましょう。トン，トン，トン…，タオルを反対の手に持ちかえてください。振り回して背中をたたきます。トン，トン，トン…。

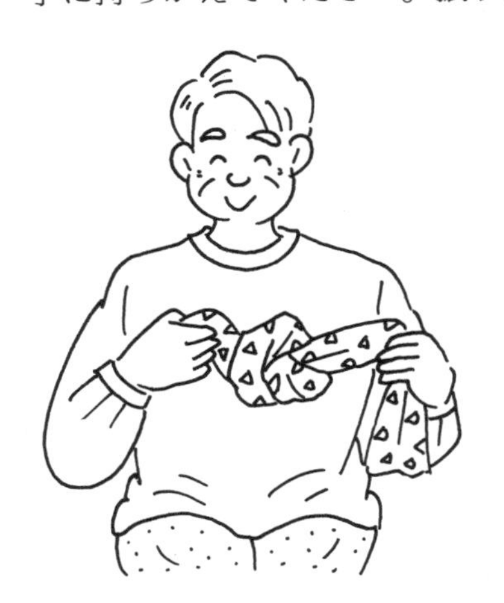

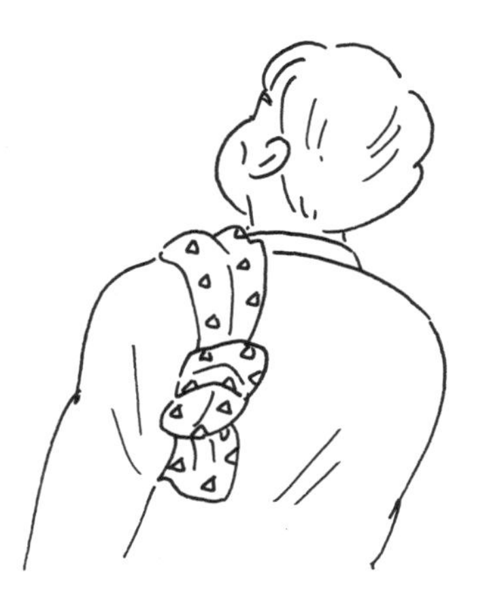

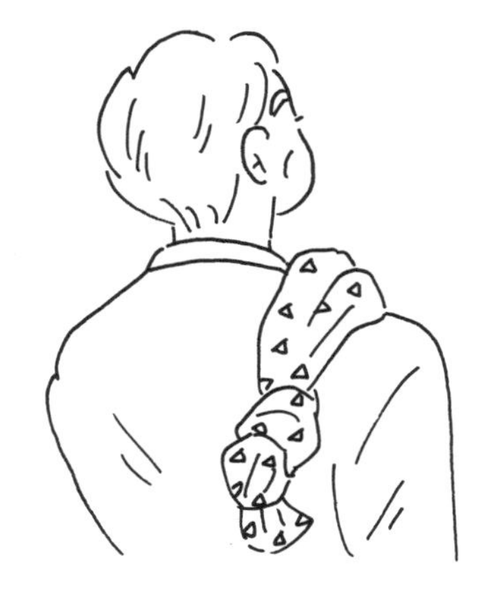

⑦タオルを前に戻してください。では，タオルのもう一方の側にも結び目を作ってください。タオルが短いから大変ですね。きつく結んでください。用意ができましたか。それをボールのように，天井に向かって投げて，キャッチします。はい，ポン，ポン，ポン…。

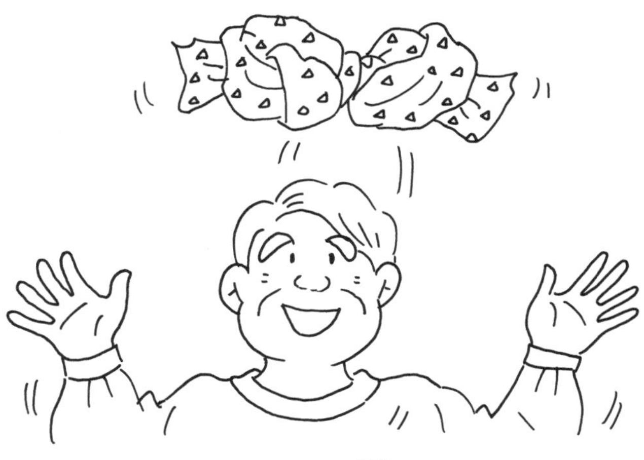

⑧では，タオルの結び目をほどいて，元のようにしてください。固く結んだからほどくのも大変ですね。できましたか。次はまた，タオルの両端を握ってください。今度は少し短めに持ちます。それをななめ右上に引っぱり上げます。それにつられて下の手も引っぱられますね。では，右手から上に引っぱりましょう。上に引っぱります…，下に引っぱります…，上に引っぱります…，下に引っぱります…**〈もう一度繰り返す〉**。

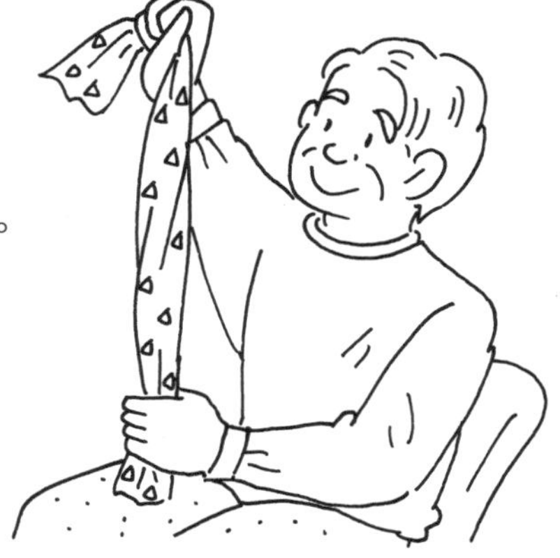

⑨はい，手を反対にかえます。今度は左手がななめ上ですね，上に引っぱりましょう。上に引っぱります…，下に引っぱります…，上に引っぱります…，下に引っぱります…〈**もう一度繰り返す**〉。

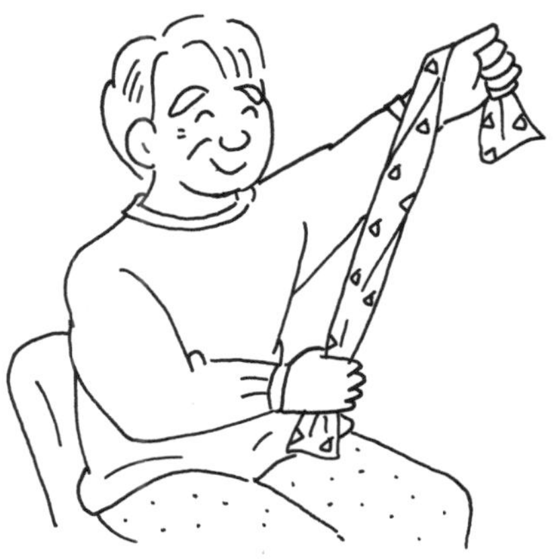

⑩はい，次は乾布摩擦です。タオルを小さくして，右手でつかんでください。では，腕と手をごしごしこすりましょう。ごし，ごし，ごし…腕の上の方までこすってください…胴までこすってみましょう…，はい，では，反対の手に持ちかえてください。ごし，ごし，ごし…。

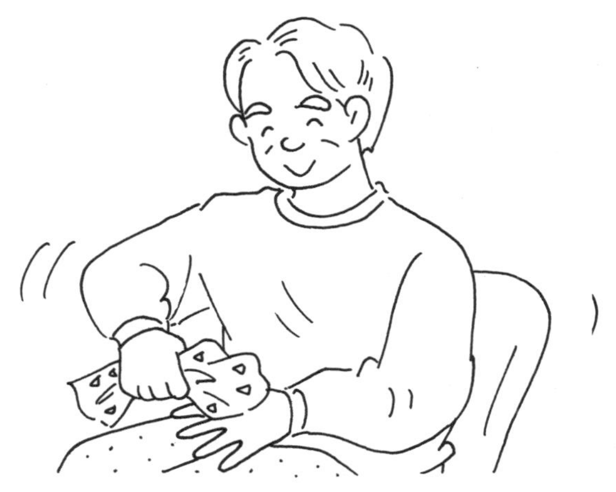

⑪はい，最後に大きく伸びをしてみましょう。タオルの両端を持って上に上げます。大きく伸びてください…，下ろします…，伸びてください…，下ろしてください…〈**もう一度繰り返す**〉。

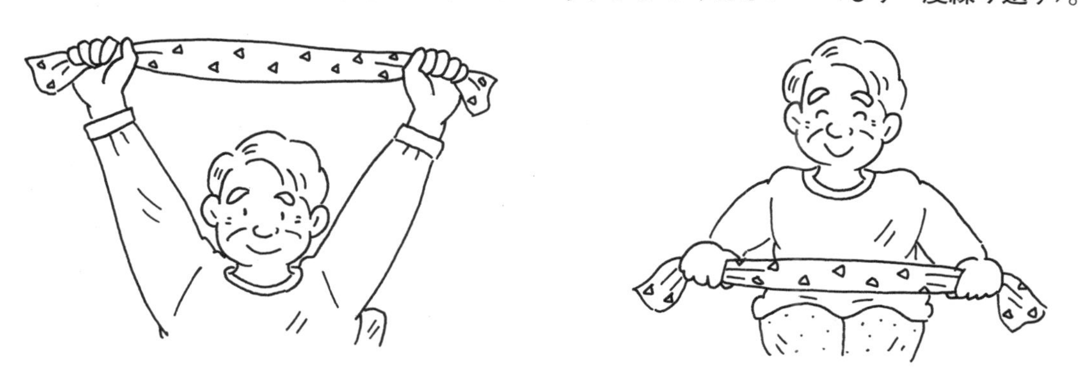

今日のタオル体操はこれで終わりです。ごしごしこすって，ほかほかしてきましたか。毎日少しずつ体操しましょう。では，また明日。

認知症のお年寄りのケアにタッピングタッチを

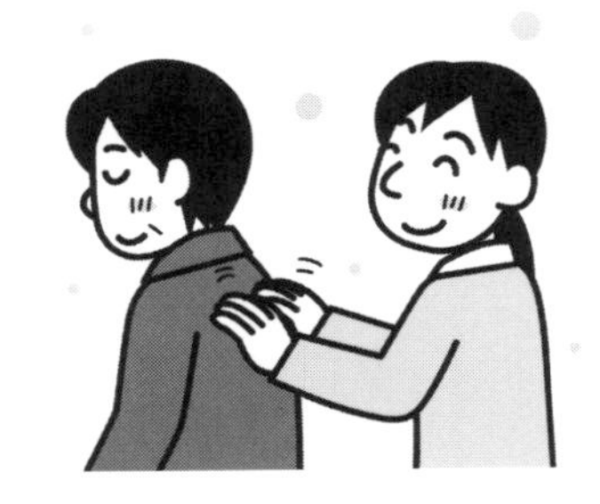

タッピングタッチはシンプルで，いつでも，どこでも，誰とでもできるホリスティック（全体的）ケアです。両手を使って，左右交互に「ゆっくり，やさしく，ていねいに」触れていくことで，された方は「大切にされている」とか「あたたかく包まれている」と感じたりします。

心身ともにリラックスして，その人の本来の明るさや優しさを取り戻すことができます。赤ちゃんから高齢者，病気や障がいを持った方のケアにも役立ちます。認知症のお年寄りにも効果があるとの報告も沢山あります。また，タッピングタッチの特徴として，する側の人にも効果が見られるので，ご家族やケアする人たちのストレスケアとしても役立ちます。

とても簡単ですので，ぜひやってみましょう。ここでは簡易な方法をご紹介します。基本形など，正式な仕方は下記のタッピングタッチ協会のホームページでご覧ください。

基本形（相互ケア）の行い方

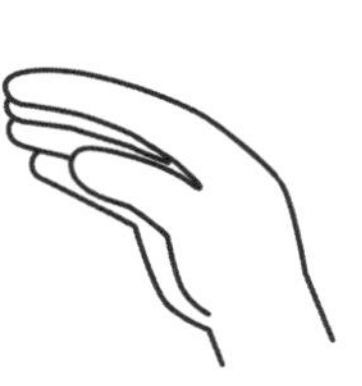

・相手に触れることの許可を得たら，後ろに座って始めます。
・相手の背中に手をそえて触れてから，両手の指の腹（指の第一関節の柔らかい部分）を使って，相手の背中を左右交互に触れていきます。
・このときのタッチは，指の腹を使って，相手の身体に軽く弾ませるようにタッチします。手の形は，手を一回ぱっと開いてから，ふっと力を抜いた形です。（右図参照）
・基本の位置は，背骨をはさんで左右対称です。ゆったりした4拍子のリズムでおこないます。

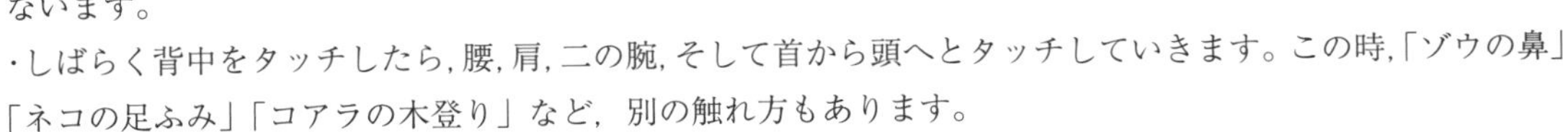

・しばらく背中をタッチしたら，腰，肩，二の腕，そして首から頭へとタッチしていきます。この時，「ゾウの鼻」「ネコの足ふみ」「コアラの木登り」など，別の触れ方もあります。
・寝たきりの方には，無理なく触れられるところをタッチしていきます。この時も，できるだけ背骨をはさんで左右対称にタッチするようにします。可能な方には横向きに寝てもらうと，背中にすることが出来ます。
・タッチする場所は，一ヵ所ゆったりと長く行ってもよいし，少しずつ場所を移動してもよいです。相手の様子を見て，ここちよいところを聞きながらすると喜ばれるでしょう。

注意：タッピングタッチの一般的な利用の基本は，お互いのケアで，治療が目的ではありません。病気の人にしてあげることはできますが，必要にあわせて医師や看護師などに相談するようにしてください。専門的な利用は「一般社団法人タッピングタッチ協会」に問い合わせてください。

一般社団法人タッピングタッチ協会
ホームページ　www.tappingtouch.org　メール　info@tappingtouch.org
〒510-0031　三重県四日市市浜一色町14-16　TEL　059-328-5350

おわりに

前著を出版して約 20 年が経過しました。この間，認知症の薬（進行を遅くするための）が作られましたが，まだ“治る”までの薬は作られていません。

しかし，「長谷川式簡易知能評価スケール (HDS-R)」の創始者の長谷川和夫先生が認知症になられて亡くなるまでの間に，講演活動や執筆活動をされておられたことは驚くべきことであったと言えます。

認知症のグループホームが日本各地に建てられ，20 年前までと比較すると，認知症のお年寄りの境遇はずいぶんと充実したと言えるでしょう。認知症の方々の自己決定等の人権にも配慮されるようになりました。介護保険の実施に伴い，ヘルパー制度や訪問看護の制度が充実し，軽度の認知症の方は様々なサービスを受けながら，自宅で独居されている方もいると聞きます。

現在，様々な医療技術が進み，単なる「進行を遅らせる薬」ではなく，根本的な治療が期待できる IPS 細胞を用いたものや，その他の研究が進むことを期待しています。

このように認知症の研究が進み，介護者の対応方法も変わってきましたが，お年寄りとの一対一の対応には変わらない大切なこともあります。それは「お年寄りの気持ちを推測して，お年寄りのことを認め，それに応じた対応をすること」であると考えます。

私も，次第にお年寄りの仲間に近づいております。このような私が望むことは，やはり「今を幸せな気持ちで過ごせるように」ということです。このことを，介護者看護者の方々にぜひともお願いしたいと思います。

今回，新たな書下ろしを加えて改訂新版を実現してくださった黎明書房さんに，この場を借りてお礼を申し上げます。

2022 年 1 月

田 中 和 代

〈参考文献〉

・田中和代著『痴呆のお年寄りの音楽療法・回想法・レク・体操　CD付：車イスの人も一緒にできる体操』黎明書房，2001年6月
・杉山孝博監修『認知症　アルツハイマー病　血管性認知症　レビー小体型認知症　前頭側頭型認知症』主婦の友社，2019年12月
・生田哲監修『日々のちょっとした工夫で認知症はグングンよくなる！』平原社，2020年12月
・亀山祐美監修『不安を和らげる 家族の認知症ケアがわかる本』西東社，2017年8月
・鈴木みずえ監修『認知症の介護に役立つハンドセラピー』池田書店，2014年12月
・高室成幸監修『身近な人が認知症かなと思ったら読む本』自由国民社，2011年2月
・三好春樹著『認知症介護』雲母書房，2014年5月
・広川慶裕他監修『認知症　アルツハイマー病・レビー小体病・ピック病がよくわかる本』主婦の友社，2017年11月
・中川一郎著『タッピングタッチ　こころ・体・地球のためのホリスティック・ケア』朱鷺書房，2004年9月

●著者紹介

田中和代

臨床心理士，社会福祉士，EMDR 治療者，タッピングタッチインストラクター。
静岡市出身。福井大学大学院修了。
（職歴）
小学校から大学までの教員，保育カウンセラー，スクールカウンセラー。
東北公益文科大学（助教）では学生共育センター副室長で発達障害学生の支援を行った。
（現職）
・福井県坂井市のひきこもり支援員
・一般社団法人福井コミュニティ協会理事長

主な著書

『重度痴呆のお年寄りのレクリエーション援助』黎明書房
『イスや車イスに座ってできる転倒防止と寝たきり予防の音楽体操』黎明書房
『高機能自閉症・アスペルガー障害・ADHD・LD の子の SST の進め方』黎明書房
『新装版 ワークシート付きアサーショントレーニング』黎明書房
『教師・親のための子どもの心のケアの進め方』黎明書房
『発達が気になる子のための自立・就労トレーニング』合同出版

＊イラスト：中村美保，さややん。

認知症のお年寄りの音楽療法・回想法・レク・体操

2022 年 3 月 1 日　初版発行

著　者	田　中　和　代
発行者	武　馬　久仁裕
印　刷	株式会社太洋社
製　本	株式会社太洋社

発　行　所　株式会社 黎　明　書　房

〒460-0002　名古屋市中区丸の内 3-6-27　EBS ビル　☎052-962-3045
FAX052-951-9065　振替・00880-1-59001
〒101-0047　東京連絡所・千代田区内神田 1-4-9　松苗ビル 4 階
☎03-3268-3470

落丁本・乱丁本はお取替します。　ISBN978-4-654-07700-7